Nora Hughes

Caminho Holístico
O Poder Interior

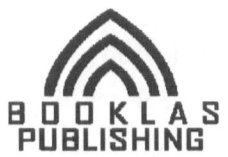

Direitos Autorais
Título Original: Caminho Holístico
Baseado no livro: The Art of Living Holistically De Alan Bradley
Copyright © 2024 por Luiz Antonio dos Santos
Todos os direitos reservados a Booklas.com

Este livro é uma obra que aborda o holismo e suas aplicações contemporâneas, explorando dimensões como saúde integral, espiritualidade, sustentabilidade, alimentação consciente e terapias energéticas. Baseado em fundamentos históricos, práticas ancestrais e estudos atuais, oferece uma visão integrada e acessível para o autodesenvolvimento e a transformação pessoal. Esta publicação destina-se ao estudo, à reflexão e ao enriquecimento espiritual, e não substitui aconselhamentos médicos, psicológicos ou acadêmicos.

Equipe de Produção
Editor: Luiz Antonio dos Santos
Revisão de Texto: Helena Ribeiro
Adaptação do texto original: Nora Hughes
Design Gráfico e Diagramação: Clara Antunes
Capa: Estúdio Booklas

Publicação e Identificação
Caminho Holístico / Por Nora Hughes
Booklas, 2024
Categorias: Corpo, Mente e Espírito. Saúde e Cura. Desenvolvimento Pessoal. Espiritualidade. Sustentabilidade.
DDC: 158.1 - CDU: 613.8
Direitos Reservados
Editora Booklas
Rua José Delalíbera, 962
86.183-550 – Cambé – PR
E-mail: suporte@booklas.com
Website: www.booklas.com

Sumário

Prólogo 5
Capítulo 1 Conexão do Todo 7
Capítulo 2 Equilíbrio Corpo, Mente e Espírito 11
Capítulo 3 Espiritualidade Moderna 15
Capítulo 4 Nutrição com Intenção e Energia 19
Capítulo 5 Viver em Harmonia com o Planeta 23
Capítulo 6 O Fluxo Vital e a Cura Energética 27
Capítulo 7 A Mente Como Ferramenta de Transformação 31
Capítulo 8 Conexões Autênticas e Profundas 35
Capítulo 9 Encontrando Propósito na Vida Profissional 39
Capítulo 10 O Poder Transformador da Quietude 43
Capítulo 11 Formando o Ser Integral 47
Capítulo 12 Explorando o Universo Interior 51
Capítulo 13 O Amor como Energia Transformadora 55
Capítulo 14 Tecnologia Consciente e Integração Holística ... 59
Capítulo 15 Cultivando Resiliência e Harmonia Interior 63
Capítulo 16 A Jornada do Autoconhecimento 67
Capítulo 17 Frequências e Vibrações Alinhamento Energético . 71
Capítulo 18 A Conexão entre Ciência e Holismo 75
Capítulo 19 Reconectando-se com a Sabedoria da Natureza ... 79
Capítulo 20 O Som como Ferramenta de Cura 83
Capítulo 21 Gratidão O Caminho para a Abundância 87
Capítulo 22 Ritmos e Ciclos Sincronia com a Vida 91
Capítulo 23 Emoções e Energia Fluxo e Transformação 95

Capítulo 24 Ressignificando Quem Somos 99
Capítulo 25 A Essência na Leveza... 103
Capítulo 26 Interdependência Universal.................................... 107
Capítulo 27 O Chamado à Plenitude... 111
Capítulo 28 Espaços de Alinhamento.. 115
Capítulo 29 Sabedorias Intemporais.. 119
Capítulo 30 A Jornada do Significado....................................... 123
Capítulo 31 Espiritualidade Infantil... 127
Capítulo 32 Fluxos Invisíveis de Conexão 131
Capítulo 33 A Dança das Energias Internas.............................. 135
Capítulo 34 Retornando ao Essencial Divino 139
Capítulo 35 Além da Identidade 143
Capítulo 36 A Teia Invisível.. 147
Capítulo 37 O Universo em Movimento................................... 151
Capítulo 38 O Chamado Interno 155
Capítulo 39 Holismo em um Mundo Acelerado 159
Capítulo 40 O Portal da Noite... 163
Capítulo 41 Libertando Linhagens.. 167
Capítulo 42 Impactos da Vibração Coletiva 171
Capítulo 43 O Caminho da Coragem.. 175
Capítulo 44 Dimensões do Ser... 179
Capítulo 45 A Tirania do Tempo 183
Capítulo 46 Inspirando Transformações 186
Capítulo 47 A Arte da Autotransformação 189
Capítulo 48 Reconectando o Todo.. 192
Capítulo 49 Visões de um Mundo Sustentável 195
Epílogo 199

Prólogo

Há um convite silencioso, um chamado que não grita, mas ressoa profundamente em sua essência. Há uma força poderosa que o guia a virar cada página, como se algo dentro de você já soubesse que este não é apenas mais um livro, é uma jornada.

Você sente isso, não sente? Um sussurro sutil que desperta sua curiosidade e provoca uma inquietação quase indescritível. Este momento, entre o indeciso segurar da capa e o ato de mergulhar nas palavras, é um portal. Algo dentro de você reconhece que aqui não existem verdades lineares; existem múltiplas facetas, todas esperando para serem reveladas e integradas ao seu próprio ser.

Cada parágrafo que você encontrará foi tecido com o propósito de tocar camadas além da consciência superficial. As palavras parecem falar diretamente com você, como se fossem escritas para responder a perguntas que você ainda não soube formular. Há uma complexidade simples, uma beleza crua, que não se explica, mas se sente.

Nesta jornada, você será desafiado a abandonar as amarras de uma lógica fragmentada que separa corpo, mente e espírito. Você perceberá que aquilo que considerava distinto – os pensamentos que moldam sua realidade, as emoções que carregam sua energia e até mesmo os ritmos sutis de seu corpo – são, na verdade, partes de um todo inseparável.

O holismo não é uma teoria distante, é um chamado ao despertar. Ele o levará a revisitar seus próprios padrões, suas escolhas e até mesmo suas contradições. Não com julgamento, mas com curiosidade. Este livro é uma bússola, mas você é o único que pode decidir para onde apontará o norte.

Ao explorar estas páginas, não espere respostas prontas. Espere provocações, conexões inesperadas e um despertar silencioso de algo que sempre esteve dentro de você. Prepare-se para redescobrir o extraordinário no ordinário, para sentir a vida não como uma sequência de eventos isolados, mas como uma dança infinita de interconexões.

Aqui, a saúde não será reduzida à ausência de doenças; será entendida como harmonia vibrante entre corpo, mente e espírito. A espiritualidade não será confinada a dogmas; será um convite para reconectar-se com o transcendente em sua própria essência. As relações interpessoais serão vistas não como transações, mas como trocas energéticas que moldam o todo.

A cada capítulo, você será levado a revisitar sua relação com o mundo natural, a sua alimentação, as suas escolhas diárias. Este não é um livro de regras, mas um convite para olhar mais profundamente, ouvir mais atentamente e sentir com mais intensidade.

Há um poder em suas mãos agora, e ele não pode ser ignorado. Este livro não é uma resposta, mas uma ferramenta. Ele o convida a ser o arquiteto da sua própria transformação, o escultor de uma realidade mais autêntica e harmoniosa.

Virar a próxima página é um ato de coragem. É uma aceitação de que algo em você quer mais – mais presença, mais verdade, mais integração. E acredite, este não é um caminho que você fará sozinho. A cada ideia explorada, você perceberá que há uma inteligência maior tecendo todas as coisas, incluindo você.

Agora, só resta uma escolha: avançar. Porque dentro dessas páginas, você não encontrará apenas ideias ou palavras. Encontrará um reflexo de sua própria capacidade de transformação.

Capítulo 1
Conexão do Todo

O holismo transcende definições lineares; é uma lente multifacetada que convida o ser humano a perceber o mundo como uma teia intricada de conexões. A palavra deriva do grego "holos", que significa "inteiro", e sugere uma visão que vai além do fragmentado, buscando o entendimento do todo, onde as partes não apenas coexistem, mas se integram em harmonia. Para compreender o holismo, é preciso abandonar a lógica reducionista que tenta separar corpo, mente e espírito em compartimentos estanques. Essa abordagem abrangente não é uma inovação moderna, mas sim um resgate de antigas sabedorias esquecidas pelo tempo.

Na aurora das civilizações, o holismo era a base do pensamento humano. Povos indígenas, culturas orientais e até mesmo as primeiras comunidades ocidentais viam a existência como um tecido interligado. Um xamã que invocava espíritos para curar não via a doença apenas como um fenômeno físico, mas como uma dissonância em um universo de forças energéticas. Da mesma forma, na medicina ayurvédica da Índia, o equilíbrio dos doshas – energias vitais do corpo – era essencial para a saúde, demonstrando uma compreensão inata de que o bem-estar depende da harmonia de todos os aspectos da existência.

Porém, a Revolução Científica do século XVII trouxe uma mudança de paradigma. Com a ascensão do método científico e do pensamento cartesiano, o mundo passou a ser encarado como uma máquina, onde peças separadas podiam ser estudadas independentemente. Apesar de seus avanços inegáveis, essa visão fragmentada afastou o ser humano de sua essência integral. Foi apenas no século XX que o holismo começou a retornar ao discurso contemporâneo, impulsionado por pensadores como Jan Smuts, que cunhou o termo "holismo" em seu livro *Holism and Evolution*. Ele descreveu o universo como um sistema dinâmico, onde as partes só podem ser compreendidas em relação ao todo.

No mundo moderno, o holismo renasce não como uma oposição à ciência, mas como um complemento essencial. Ele nos convida a expandir a percepção e a acolher uma abordagem integrada para a vida. Seja na saúde, na espiritualidade ou nas relações interpessoais, o holismo revela que o bem-estar não pode ser alcançado isolando partes de nós mesmos, mas sim conectando-as em um fluxo coerente. Essa visão holística é cada vez mais evidente no cotidiano, como uma resposta à fragmentação causada pela tecnologia, pelo excesso de informação e pelo estilo de vida acelerado.

Nas áreas de saúde, por exemplo, práticas como yoga, meditação e terapias complementares têm ganhado popularidade. Elas não apenas tratam sintomas, mas buscam a causa subjacente dos desequilíbrios, reconhecendo a conexão entre mente, corpo e espírito. Essa abordagem já não é restrita a comunidades alternativas; grandes centros médicos e hospitais em todo o mundo começaram a integrar práticas holísticas como parte de seus tratamentos. A ciência também tem contribuído para validar esses métodos, com estudos que mostram os benefícios da meditação para a redução do estresse e o impacto positivo do mindfulness no bem-estar emocional.

O holismo, porém, vai além do campo da saúde. Ele influencia a maneira como nos relacionamos uns com os outros e com o mundo ao nosso redor. Em um mundo holístico, cada interação é vista como uma troca energética, onde cada ação, por menor que pareça, tem um impacto no todo. Nas relações interpessoais, o holismo nos ensina a escutar não apenas com os ouvidos, mas com o coração, a reconhecer as necessidades do outro e a construir conexões baseadas na empatia e no respeito mútuo. Quando cultivamos a autenticidade em nossos relacionamentos, ajudamos a fortalecer a teia de conexões que sustenta a humanidade.

Espiritualidade, no contexto holístico, não é limitada a dogmas ou tradições religiosas específicas. Ela se torna um chamado para a reconexão com algo maior, seja isso denominado Deus, o universo, ou simplesmente a energia vital que permeia todas as coisas. Práticas como meditação, contemplação e trabalho energético tornam-se caminhos para acessar essa dimensão transcendente, trazendo um sentido mais profundo à vida. Ao mesmo tempo, o holismo respeita a diversidade de experiências e crenças, reconhecendo que cada indivíduo tem sua própria jornada espiritual.

Uma das dimensões mais fascinantes do holismo é a maneira como ele nos reconecta com a natureza. Em um mundo cada vez mais dominado por concreto e tecnologia, o retorno às práticas naturais e sustentáveis é uma forma de reencontrar o equilíbrio perdido. O movimento pela sustentabilidade é um reflexo direto da consciência holística, que vê o planeta não como uma fonte inesgotável de recursos, mas como um organismo vivo que precisa ser cuidado. Cada escolha, desde o que consumimos até como descartamos resíduos, torna-se uma declaração de nossa interconexão com o mundo natural.

Mas o holismo não é apenas uma filosofia externa; ele é uma jornada interior. Adotar uma perspectiva holística significa olhar para dentro de si mesmo e reconhecer que cada emoção, pensamento e escolha afeta o todo de nossa experiência. É um convite para abandonar a fragmentação que nos separa de quem realmente somos. A autoconsciência, nesse sentido, torna-se a chave para a transformação pessoal e coletiva. Quando começamos a integrar nossos aspectos mais profundos, abrimos caminho para uma existência mais plena e autêntica.

Na prática, viver de forma holística não exige uma transformação radical imediata, mas sim pequenas mudanças que, gradualmente, criam uma grande diferença. Desde reservar um momento para respirar profundamente até escolher alimentos que nutrem o corpo e a alma, cada ação consciente é um passo em direção a uma vida mais equilibrada. O holismo nos lembra que o caminho não é uma busca por perfeição, mas uma dança contínua entre as forças internas e externas que moldam nossa realidade.

Assim, a introdução ao holismo é mais do que um convite; é uma chamada para despertar. Em um mundo que clama por reconexão e harmonia, a abordagem holística surge como um farol que ilumina não apenas as escolhas individuais, mas também a visão de um futuro mais integrado e consciente. Ao mergulhar nesta jornada, começamos a compreender que, para encontrar o todo, precisamos primeiro nos encontrar. E nesse encontro, descobrimos que somos, simultaneamente, o microcosmo e o macrocosmo, uma expressão singular de um universo infinitamente interligado.

Capítulo 2
Equilíbrio Corpo, Mente e Espírito

A saúde, vista pelos olhos do holismo, é um estado de harmonia que transcende a ausência de doenças. Não é suficiente que o corpo esteja funcional; a mente deve estar tranquila, as emoções equilibradas e o espírito conectado com sua essência. Nesse contexto, saúde integral é mais do que um ideal; é um caminho dinâmico de busca por equilíbrio em meio à complexidade da existência.

No centro dessa abordagem está a percepção de que o corpo não é uma máquina isolada, mas uma extensão viva do todo. Nossos ossos, músculos, órgãos e células interagem continuamente, não apenas entre si, mas também com o ambiente, nossas emoções e pensamentos. Essa visão desafia a medicina tradicional ocidental, que muitas vezes separa o corpo em sistemas distintos, como se pudessem ser tratados de forma independente. O holismo afirma que não se pode curar o coração sem entender as mágoas emocionais que o sobrecarregam, ou aliviar a dor nas costas sem examinar os fardos invisíveis que alguém carrega.

Ao longo das últimas décadas, práticas como yoga, meditação e terapias alternativas passaram a ser reconhecidas como formas eficazes de promover a saúde integral. Mais do que tendências, elas são expressões contemporâneas de sabedorias ancestrais. A yoga, por exemplo, não é apenas um exercício físico, mas uma prática que alinha corpo e mente por meio de movimentos intencionais, respiração consciente e meditação. Cada postura, ou *asana*, é uma ponte entre o mundo externo e interno, fortalecendo músculos enquanto acalma a mente. Estudos modernos mostram que a yoga reduz os níveis de cortisol – o hormônio do estresse – e melhora a saúde cardiovascular, provando que sua eficácia vai além da espiritualidade.

A meditação, por sua vez, é um pilar fundamental da saúde integral. Ela não exige equipamentos caros ou espaços elaborados; basta um momento de silêncio e a disposição para estar presente. Quando meditamos, não apenas aquietamos a mente, mas também reequilibramos o sistema nervoso. Estudos científicos demonstram que a prática regular de meditação pode reduzir a pressão arterial, fortalecer o sistema imunológico e até alterar a plasticidade cerebral, ajudando a tratar ansiedade e depressão. Mais importante, a meditação nos reconecta com o presente, um antídoto poderoso contra a aceleração desenfreada do mundo moderno.

As terapias alternativas, muitas vezes vistas com ceticismo no passado, estão ganhando reconhecimento como partes legítimas de um modelo de saúde integral. Acupuntura, Reiki, aromaterapia e reflexologia, entre outras, trabalham para restaurar o equilíbrio energético do corpo. A acupuntura, por exemplo, baseia-se na ideia de que a energia vital, ou *qi*, flui por meridianos que atravessam o corpo. Quando o fluxo é interrompido, surgem doenças. Inserir agulhas em pontos específicos desses meridianos ajuda a liberar bloqueios e restaurar o fluxo energético. Embora pareça místico, a ciência moderna encontrou evidências de que a acupuntura estimula a liberação de endorfinas e regula neurotransmissores, demonstrando seu impacto fisiológico.

Além dessas práticas, a saúde integral reconhece a importância de uma alimentação que nutra não apenas o corpo, mas também a mente e a alma. Dietas baseadas em alimentos integrais, ricos em nutrientes e livres de aditivos químicos, são vistas como uma forma de autocuidado. O que ingerimos não é apenas combustível; é energia que se integra ao nosso ser. Alimentos frescos, cultivados de forma sustentável, carregam uma vibração energética que reforça nossa vitalidade, enquanto produtos industrializados, carregados de conservantes, desequilibram a harmonia do organismo.

O impacto das emoções na saúde física também é um aspecto crucial da abordagem holística. Sentimentos como raiva, medo e tristeza reprimidos podem manifestar-se como doenças. A medicina psicossomática, que estuda como o psicológico influencia o físico, tem mostrado que traumas emocionais não processados podem gerar dores crônicas, distúrbios gastrointestinais e até doenças autoimunes. Por outro lado, emoções positivas, como gratidão e alegria, fortalecem o sistema imunológico e promovem a cura. Nesse contexto, cuidar da saúde emocional não é apenas desejável, mas essencial para o bem-estar integral.

A saúde integral também se estende ao ambiente em que vivemos. Nossas casas, locais de trabalho e até as cidades que habitamos influenciam diretamente nossa vitalidade. Espaços desorganizados, poluídos ou caóticos drenam energia, enquanto ambientes limpos, organizados e cheios de vida promovem bem-estar. Terapias como o Feng Shui, que harmonizam os espaços com base em fluxos energéticos, mostram como pequenos ajustes no ambiente podem ter um impacto profundo em nossa saúde.

O equilíbrio entre atividade e descanso é outro princípio fundamental. O corpo humano foi projetado para o movimento, mas também para a regeneração. Na busca pela saúde integral, é vital respeitar os ritmos naturais do corpo. Exercícios físicos moderados fortalecem o coração, aumentam a flexibilidade e liberam endorfinas, enquanto o sono profundo restaura o sistema nervoso e promove a cura celular. A negligência de qualquer uma dessas áreas cria desequilíbrios que eventualmente levam ao desgaste.

Histórias reais ilustram como a saúde integral pode transformar vidas. Há relatos de pessoas que, após anos de luta contra doenças crônicas, encontraram alívio ao integrar práticas holísticas em suas rotinas. Uma mulher que sofria de enxaquecas debilitantes, por exemplo, descobriu que a combinação de acupuntura, mudanças alimentares e meditação não apenas aliviou sua dor, mas também trouxe clareza mental e energia renovada. Outro exemplo é o de um executivo estressado que, ao adotar a yoga e o mindfulness, viu sua hipertensão estabilizar-se e seu relacionamento com a família melhorar.

A chave para a saúde integral não está em substituir a medicina convencional, mas em complementá-la. Um diagnóstico médico pode identificar um problema, mas a abordagem holística vai além, perguntando: o que levou a isso? Quais padrões de vida, pensamentos ou emoções estão contribuindo para esse estado? Essa integração entre a ciência e a sabedoria holística é o que cria um modelo verdadeiramente eficaz de cuidado.

Adotar a saúde integral é um compromisso com o equilíbrio. Não é sobre seguir regras rígidas, mas sobre ouvir o corpo, observar a mente e nutrir o espírito. Cada escolha, desde o que colocamos em nosso prato até como lidamos com o estresse, torna-se uma oportunidade de alinhamento. A saúde integral não é um destino, mas uma jornada contínua que nos convida a viver com mais presença, consciência e harmonia.

Capítulo 3
Espiritualidade Moderna

A espiritualidade, ao longo do tempo, sofreu uma metamorfose que reflete as transformações da sociedade. Durante séculos, foi amplamente associada às estruturas religiosas, onde dogmas e rituais estabeleciam os limites de como as pessoas poderiam se conectar com o transcendente. Mas a era contemporânea trouxe consigo um afastamento dessas instituições tradicionais, e, com isso, uma busca renovada por formas mais pessoais e livres de experiência espiritual. O conceito de espiritualidade atual não se prende a fronteiras rígidas; é fluido, inclusivo e profundamente conectado à essência individual.

No coração dessa espiritualidade reside uma busca por significado. Em um mundo cada vez mais acelerado, fragmentado e materialista, muitas pessoas sentem um vazio que não pode ser preenchido por bens, conquistas ou status. É nessa lacuna que a espiritualidade encontra espaço para florescer. Ela se torna uma resposta ao desejo de compreender o propósito da existência, de encontrar um ponto de equilíbrio em meio ao caos e de estabelecer uma conexão com algo maior, que transcenda a experiência cotidiana.

Ao contrário da religião institucionalizada, que muitas vezes exige adesão a crenças específicas, a espiritualidade contemporânea convida o indivíduo a explorar seu próprio caminho. É uma jornada de autodescoberta que reconhece que cada pessoa carrega dentro de si uma centelha divina, uma essência universal que conecta todos os seres. Não é incomum que essa busca espiritual leve as pessoas a práticas como o mindfulness, a meditação ou o yoga, que criam espaço para o silêncio interior, onde as respostas podem emergir.

O mindfulness, em particular, ganhou destaque como uma prática essencial da espiritualidade atual. Originado de tradições budistas, ele se espalhou pelo mundo como uma técnica para viver no presente, longe das ansiedades do passado e das incertezas do futuro. Ser plenamente consciente do agora é um ato de reconexão, tanto consigo mesmo quanto com o fluxo da vida. Muitos relatam que o mindfulness não apenas reduz o estresse, mas também proporciona momentos de profunda clareza e insight, que transcendem a mente racional.

A meditação é outro pilar da espiritualidade contemporânea. Seja sentada em silêncio ou guiada por sons e visualizações, ela é uma prática que permite que a mente transcenda o barulho incessante do pensamento. Durante a meditação, o mundo externo perde sua força, e o praticante mergulha em um estado de consciência ampliada, onde pode sentir a interconexão de todas as coisas. Estudos mostram que a meditação regular modifica a estrutura do cérebro, fortalecendo áreas associadas à compaixão e ao bem-estar, provando que seus benefícios vão além do espiritual.

Outro aspecto fascinante da espiritualidade atual é a ressignificação das energias. Termos como *chakras*, *aura* e *campo energético* deixaram de ser exclusivos de tradições esotéricas e passaram a fazer parte do vocabulário de muitos que buscam equilíbrio espiritual. Os chakras, descritos como centros de energia no corpo, são usados como guias para compreender bloqueios emocionais e físicos. A prática de alinhar essas energias, seja por meio do Reiki, da meditação ou do uso de cristais, tem ganhado adeptos que buscam uma abordagem integrada para a saúde e a espiritualidade.

A natureza também ocupa um lugar central na espiritualidade moderna. O ato de caminhar em uma floresta, sentir o vento no rosto ou ouvir o som do mar tornou-se uma forma de meditação ativa, uma maneira de se reconectar com o sagrado que permeia o mundo natural. Essa relação com a natureza é mais do que estética; é uma lembrança de que somos parte de algo maior. As práticas de *earthing*, que envolvem o contato direto com o solo, como andar descalço na grama, são exemplos de como o simples retorno à terra pode trazer equilíbrio e clareza.

Para muitos, a espiritualidade contemporânea também é uma busca pela cura. Traumas, feridas emocionais e padrões destrutivos são vistos não apenas como desafios psicológicos, mas como oportunidades de crescimento espiritual. A terapia holística e as constelações familiares são exemplos de abordagens que integram o espiritual ao emocional, ajudando as pessoas a liberar bloqueios profundos e a encontrar paz interior.

Curiosamente, a espiritualidade atual também se entrelaça com a ciência, especialmente nas áreas de física quântica e neurociência. A ideia de que todas as coisas estão conectadas em um campo energético universal, explorada por físicos como David Bohm, ressoa profundamente com os ensinamentos espirituais antigos. Da mesma forma, estudos sobre estados alterados de consciência, como aqueles induzidos por meditação ou práticas de respiração profunda, estão começando a validar o que místicos vêm dizendo há séculos: existe um estado de ser além da mente racional, onde reside a verdadeira essência.

A conexão energética entre as pessoas também é um tema recorrente na espiritualidade moderna. Não se trata apenas de como interagimos verbalmente, mas de como nossas energias se influenciam mutuamente. Você já entrou em um ambiente e sentiu uma vibração desconfortável, sem motivo aparente? Ou encontrou alguém que parecia emanar paz e segurança? Esses fenômenos, frequentemente descritos como "energia", são agora parte de uma linguagem compartilhada, que reconhece que somos muito mais do que corpos físicos.

A espiritualidade atual também desafia a ideia de separação entre o material e o espiritual. Ela nos ensina que a vida cotidiana, com suas tarefas mundanas, pode ser um ato de devoção. Cozinhar uma refeição com atenção, cuidar de uma planta ou ouvir um amigo com presença total são vistos como expressões de espiritualidade em ação. Não há necessidade de grandes gestos; o sagrado pode ser encontrado nos momentos mais simples.

Ao mesmo tempo, essa espiritualidade é inclusiva e expansiva. Ela acolhe influências de diversas culturas e tradições, permitindo que cada indivíduo construa sua própria prática. Seja cantando mantras indianos, celebrando ciclos lunares ou simplesmente contemplando o silêncio, a espiritualidade atual celebra a diversidade de caminhos que levam ao mesmo destino: a reconexão com o eu e com o universo.

Em última análise, a espiritualidade contemporânea é um chamado à autenticidade. Ela nos convida a questionar, a explorar e a viver com integridade, honrando nossa jornada individual enquanto reconhecemos nossa interdependência com tudo o que existe. Mais do que uma busca por respostas, ela é um mergulho no mistério da existência, um lembrete de que, no vasto tecido da vida, cada fio é único e indispensável.

Capítulo 4
Nutrição com Intenção e Energia

A alimentação consciente é uma ponte entre o corpo e a alma, um ato diário que transcende o simples sustento. Comer, em sua essência, é uma interação profunda com a energia do universo. Cada escolha alimentar carrega consigo histórias, impactos e significados que vão além do prato. A nutrição holística, em particular, nos lembra que aquilo que consumimos molda não apenas o corpo físico, mas também nossa mente, emoções e energia vital.

No centro dessa prática está a percepção de que os alimentos são mais do que combinações químicas de nutrientes. Eles são portadores de energia, reflexos do ambiente de onde vieram e da intenção com que foram cultivados ou preparados. Uma fruta colhida à mão, em solo rico e tratado com cuidado, carrega uma vibração completamente diferente de um alimento processado, embalado e produzido em massa. Esse entendimento nos leva a refletir sobre nossas escolhas alimentares e seu impacto em nossa saúde integral.

A alimentação consciente começa com a presença no ato de comer. Quantas vezes nos encontramos mastigando mecanicamente, distraídos por telas, conversas ou pensamentos? Quando nos desconectamos do momento, perdemos a oportunidade de nos relacionar verdadeiramente com a comida. A prática consciente nos convida a desacelerar, observar as cores, sentir os aromas e saborear cada mordida. Essa simples mudança de atitude transforma uma refeição em um ritual, promovendo não apenas melhor digestão, mas também uma conexão mais profunda com o ato de alimentar-se.

O conceito de alimentação intuitiva é um desdobramento dessa abordagem. Ele nos ensina a escutar o corpo e suas necessidades, em vez de seguir dietas rígidas ou tendências passageiras. Em um mundo saturado de regras alimentares, onde carboidratos são vilões em uma década e proteínas em outra, a intuição resgata nossa sabedoria inata. Nosso corpo sabe o que precisa; ele envia sinais sutis que, muitas vezes, ignoramos. Um desejo por alimentos ricos em ferro pode indicar carência desse mineral, enquanto a ânsia por doces pode ser um sinal de desequilíbrio emocional.

Além de ouvir o corpo, a alimentação consciente também considera o impacto ambiental de nossas escolhas. A sustentabilidade é uma extensão natural dessa prática, pois reconhece que o que consumimos afeta não apenas a nós mesmos, mas também o planeta. Dietas baseadas em plantas, por exemplo, têm sido promovidas não apenas por seus benefícios à saúde, mas também pela redução da pegada de carbono e do uso de recursos naturais. Ao optar por alimentos locais e sazonais, reduzimos o transporte e incentivamos práticas agrícolas sustentáveis, reforçando o ciclo de equilíbrio que é central ao holismo.

A escolha de alimentos naturais, minimamente processados e orgânicos, está no coração da nutrição holística. Esses alimentos são vistos como fontes puras de energia vital, ou *prana*, na tradição ayurvédica. Enquanto os alimentos ultraprocessados são desprovidos dessa força vital, os naturais, como frutas, vegetais, grãos integrais e ervas frescas, promovem vitalidade e equilíbrio. Ao consumi-los, estamos literalmente incorporando a energia da terra, do sol e da água.

Mas a alimentação consciente não se limita ao que está no prato. Ela também engloba como os alimentos são preparados. Cozinhar é um ato de criação, uma forma de transformar ingredientes crus em algo que nutre corpo e espírito. Culturas ao redor do mundo reconhecem o poder da intenção na cozinha. Uma refeição preparada com amor e atenção carrega uma energia que é sentida por quem a consome. Essa consciência nos leva a tratar o ato de cozinhar como uma meditação em movimento, um momento para infundir energia positiva nos alimentos.

Práticas tradicionais de alimentação oferecem valiosas lições para a abordagem holística. A medicina ayurvédica, por exemplo, ensina que cada pessoa tem uma constituição única, ou *dosha*, que deve ser equilibrada por meio da dieta. Alimentos que aquecem podem ser benéficos para quem tem energia fria, enquanto aqueles que refrescam são indicados para quem tem uma natureza quente. Essa personalização transcende a ideia de que há uma única dieta "perfeita", reconhecendo que a saúde é uma dança constante entre o indivíduo e o ambiente.

A alimentação consciente também explora o impacto das emoções na relação com a comida. Comer por estresse, tédio ou tristeza é um comportamento comum que reflete uma desconexão com o que realmente precisamos. A prática de estar presente nos ajuda a distinguir entre fome física e emocional, permitindo que nos nutremos de forma mais autêntica. Técnicas como meditação antes das refeições ou respiração profunda podem ajudar a criar um espaço de calma, onde escolhas alimentares mais alinhadas com nossas necessidades surgem naturalmente.

Histórias de transformação reforçam a profundidade dessa abordagem. Uma mulher que sofria de problemas digestivos crônicos descobriu, ao adotar a alimentação consciente, que seu desconforto não estava apenas relacionado ao que ela comia, mas à maneira como comia. Ao desacelerar, mastigar com atenção e escolher alimentos que nutriam sua energia, ela encontrou alívio e uma conexão renovada com seu corpo. Outro relato envolvia um homem que, ao cultivar um pequeno jardim, redescobriu o valor dos alimentos frescos e transformou sua dieta de fast food para refeições caseiras e sazonais.

A conexão entre alimentação e energia também é explorada por práticas espirituais. Em muitas tradições, certos alimentos são considerados mais "leves" ou "densos", influenciando a vibração de quem os consome. Alimentos frescos e naturais são vistos como portadores de energia limpa, enquanto os processados e carregados de aditivos químicos podem turvar a mente e o espírito. Essa visão nos leva a refletir não apenas sobre o impacto físico da alimentação, mas também sobre como ela afeta nossa clareza mental e equilíbrio emocional.

No mundo moderno, onde a conveniência muitas vezes supera a qualidade, adotar uma abordagem consciente é um ato de resistência. É um lembrete de que temos o poder de escolher o que colocamos em nossos corpos e de que cada escolha é uma declaração de como desejamos nos relacionar com o mundo. Ao optar por alimentos que nutrem, respeitamos não apenas a nós mesmos, mas também o ambiente e aqueles que contribuíram para produzir o que consumimos.

A alimentação consciente não é sobre perfeição ou restrição, mas sobre presença e intenção. É um convite para transformar algo cotidiano em um ato de conexão profunda. Ao cultivar essa prática, não apenas nutrimos nosso corpo, mas também fortalecemos nossa relação com a energia vital que sustenta toda a vida. Comer deixa de ser uma rotina automática e se torna um ritual sagrado, um momento de honrar a abundância da terra e a dádiva de estar vivo.

Capítulo 5
Viver em Harmonia com o Planeta

Sustentabilidade holística não é apenas um conceito, mas uma maneira de viver que busca alinhar as necessidades humanas com os ritmos naturais do planeta. Essa abordagem vai além de práticas isoladas de preservação ambiental; ela integra a consciência de que tudo está interconectado, e que nossas escolhas individuais ressoam profundamente no equilíbrio global. Ser sustentável de maneira holística significa reconhecer que não somos apenas consumidores, mas também cuidadores de um sistema vivo e vibrante.

No cerne da sustentabilidade holística está a ideia de que o planeta é um organismo integrado, e que o equilíbrio de cada parte depende do respeito à totalidade. Desde os tempos ancestrais, civilizações que viveram em harmonia com a natureza compreenderam esse princípio. Povos indígenas, por exemplo, sempre trataram a terra como sagrada, extraindo dela apenas o que era necessário e devolvendo em formas de rituais, conservação e gratidão. Essas práticas são hoje redescobertas e valorizadas como expressões profundas de sustentabilidade.

No contexto moderno, onde o consumo desmedido e o desperdício se tornaram normas, a sustentabilidade holística surge como uma resposta necessária e urgente. Ela nos convida a repensar nossas escolhas cotidianas, desde o que consumimos até como descartamos. No entanto, ao contrário de abordagens baseadas no medo ou na culpa, essa perspectiva nos encoraja a ver a sustentabilidade como uma oportunidade de reconexão com a essência do ser e com o mundo natural.

O consumo consciente é uma das principais manifestações desse estilo de vida. Ele começa com a reflexão: cada objeto que compramos ou utilizamos carrega consigo uma história. Perguntas como "Quem fez isso?", "De onde veio?" e "Qual será o impacto ao descartá-lo?" tornam-se cruciais. Um simples copo plástico descartável, por exemplo, pode levar centenas de anos para se decompor, enquanto um utensílio reutilizável reflete um compromisso com o cuidado ao planeta. Adotar uma mentalidade de consumo consciente nos ajuda a transcender a mentalidade descartável e a valorizar a durabilidade, a ética e a qualidade.

A reciclagem, embora amplamente promovida, é apenas uma peça do quebra-cabeça. No contexto holístico, o foco vai além de simplesmente transformar resíduos em novos produtos. Ele inclui reduzir a quantidade de lixo gerado e reutilizar sempre que possível. O princípio dos "3Rs" – reduzir, reutilizar e reciclar – é expandido para incluir reflexões mais amplas, como recusar produtos desnecessários e reimaginar usos criativos para materiais que seriam descartados. Um exemplo prático é o uso de restos de alimentos para compostagem, que não apenas reduz o desperdício, mas também nutre o solo, fechando um ciclo de regeneração.

O impacto da alimentação em nossa pegada ecológica é uma questão central na sustentabilidade holística. A produção de alimentos, especialmente a indústria de carnes e laticínios, é uma das maiores fontes de emissões de gases de efeito estufa, além de ser responsável por extensivo desmatamento e desperdício de água. Dietas baseadas em plantas são, portanto, promovidas como alternativas mais sustentáveis, pois exigem menos recursos naturais e geram menos impacto ambiental. Optar por alimentos orgânicos e cultivados localmente também reforça o equilíbrio, ao apoiar práticas agrícolas regenerativas e economizar energia usada no transporte de produtos.

Outro aspecto crucial é a energia. Em um mundo que ainda depende amplamente de combustíveis fósseis, a transição para fontes renováveis como a solar e a eólica é vital. No entanto, a sustentabilidade holística nos convida a ir além da adoção de tecnologias verdes; ela nos desafia a reconsiderar nossa relação com a energia. Isso inclui escolhas simples, como apagar luzes desnecessárias, utilizar aparelhos de forma eficiente e adotar hábitos que diminuam o consumo, como a valorização de transportes alternativos, como bicicletas ou transporte público.

A sustentabilidade holística também se manifesta na forma como interagimos com nossos espaços. O design sustentável de casas e comunidades, conhecido como bioconstrução, utiliza materiais naturais ou reciclados, reduzindo o impacto ambiental e promovendo maior eficiência energética. Casas que aproveitam a luz solar, reutilizam água da chuva e integram jardins verticais são exemplos concretos de como viver de forma alinhada com os ciclos naturais. Esses espaços não apenas reduzem a pegada ecológica, mas também promovem maior bem-estar aos seus ocupantes.

Além disso, a conexão com a natureza é um aspecto indispensável da sustentabilidade holística. Práticas como banhos de floresta, jardinagem terapêutica e o cultivo de hortas comunitárias não só revitalizam a terra, mas também curam o espírito humano. Estudos mostram que o contato com a natureza reduz o estresse, melhora a saúde mental e aumenta a sensação de pertencimento. Nesse sentido, cuidar do meio ambiente deixa de ser apenas um dever e torna-se um ato de autocuidado e regeneração.

No campo da moda, a sustentabilidade holística desafia a indústria a abandonar o modelo de "fast fashion", que promove consumo excessivo e desperdício, e adotar práticas éticas. Roupas feitas de materiais orgânicos, reciclados ou biodegradáveis, e produzidas em condições de trabalho justas, tornam-se um reflexo de escolhas conscientes. Reparar roupas em vez de descartá-las e optar por peças de segunda mão são atitudes que reforçam o ciclo de sustentabilidade.

Histórias de transformação inspiram a prática de uma vida mais sustentável. Há comunidades inteiras que se uniram para reduzir resíduos, construir hortas urbanas e compartilhar recursos. Em uma cidade, moradores começaram a trocar produtos e serviços por meio de sistemas de economia solidária, reduzindo o consumo desnecessário e fortalecendo laços sociais. Esses exemplos mostram que a sustentabilidade holística não é um sacrifício, mas uma maneira mais rica e conectada de viver.

Essa abordagem também reconhece a importância da ação coletiva. Embora mudanças individuais sejam fundamentais, elas se amplificam quando se tornam parte de um movimento maior. Participar de iniciativas de plantio de árvores, apoiar legislações ambientais ou simplesmente educar os outros sobre práticas sustentáveis são maneiras de contribuir para um impacto mais amplo. Essa consciência coletiva reflete o princípio holístico de que somos interdependentes e de que nossas ações reverberam além de nós mesmos.

A sustentabilidade holística, em última análise, é um chamado para lembrar quem somos e nosso lugar no grande ciclo da vida. É um convite para nos tornarmos não apenas consumidores responsáveis, mas também guardiões do equilíbrio planetário. Cada escolha, por menor que pareça, tem o poder de nutrir ou desequilibrar esse sistema vivo. Ao adotar uma mentalidade holística, abraçamos a ideia de que cuidar do mundo é cuidar de nós mesmos, criando um futuro onde harmonia e abundância sejam a base de nossa existência.

Capítulo 6
O Fluxo Vital e a Cura Energética

As terapias energéticas são uma ponte entre o visível e o invisível, um campo de práticas que busca harmonizar o fluxo vital que atravessa e conecta todos os seres vivos. Sob a perspectiva holística, o corpo humano não é apenas físico, mas também energético, e desequilíbrios nesse campo sutil podem manifestar-se como doenças, emoções densas ou sensação de desconexão. Essas terapias emergem como ferramentas para restaurar a harmonia, equilibrando os fluxos internos e alinhando o ser com as frequências universais.

Embora possam parecer recentes para alguns, as terapias energéticas têm raízes em tradições antigas. Povos de todas as culturas desenvolveram sistemas para manipular, canalizar ou equilibrar energias. No Japão, o Reiki se baseia na ideia de que uma energia universal pode ser direcionada pelas mãos para promover a cura. Na China, a acupuntura e o Qigong utilizam o conceito de *qi*, a força vital que flui pelos meridianos do corpo. No Ocidente, práticas como a imposição de mãos ou a terapia prânica têm ganhado espaço como caminhos para alinhar o campo energético.

O Reiki, uma das terapias mais conhecidas, exemplifica como a energia pode ser canalizada para promover o equilíbrio. Criado por Mikao Usui no início do século XX, ele se baseia na ideia de que a energia universal está disponível para todos, e que pode ser direcionada com a intenção de cura. Durante uma sessão, o praticante posiciona as mãos sobre ou próximo ao corpo do receptor, permitindo que a energia flua para os pontos onde há bloqueios ou desequilíbrios. Os efeitos do Reiki incluem relaxamento profundo, alívio de tensões emocionais e aceleração dos processos naturais de cura.

A cromoterapia, por sua vez, utiliza as vibrações das cores para equilibrar os centros energéticos, ou chakras, do corpo. Cada cor possui uma frequência única, que ressoa com diferentes aspectos do ser humano. O vermelho, por exemplo, é associado à vitalidade e à energia física, enquanto o azul promove calma e clareza mental. Durante uma sessão de cromoterapia, luzes coloridas são projetadas sobre o corpo, ou ambientes específicos são criados com cores estratégicas para estimular o equilíbrio. Essa prática lembra que, no nível energético, tudo é frequência, e que pequenas mudanças podem gerar grandes transformações.

Os cristais também desempenham um papel importante nas terapias energéticas. Formados ao longo de milhões de anos nas profundezas da terra, eles carregam uma energia única que pode ser utilizada para alinhar campos vibracionais humanos. Cristais como ametista, quartzo rosa e citrino são usados em diferentes contextos, dependendo de suas propriedades. A ametista, por exemplo, é associada à tranquilidade e à conexão espiritual, enquanto o quartzo rosa promove o amor e a autoaceitação. Muitos praticantes os posicionam sobre os chakras ou os utilizam em meditações para amplificar a energia desejada.

A bioenergética, uma abordagem mais contemporânea, combina movimentos corporais, respiração consciente e trabalho emocional para desbloquear tensões energéticas armazenadas no corpo. Desenvolvida por Alexander Lowen, essa prática reconhece que experiências traumáticas ou emoções reprimidas podem criar bloqueios energéticos, que se manifestam como tensões físicas. Liberar esses bloqueios não apenas promove alívio emocional, mas também restaura o fluxo de energia, permitindo que o corpo retorne a um estado de equilíbrio natural.

Para aqueles que buscam alinhar-se com as energias do ambiente, o Feng Shui oferece ferramentas poderosas. Embora muitas vezes associado à organização de espaços, ele vai além disso: trata-se de uma forma de equilibrar as energias de um ambiente para promover bem-estar e prosperidade. Baseado em princípios taoístas, o Feng Shui ensina como a disposição de móveis, o uso de cores e até a localização de entradas e saídas influenciam a circulação de energia. Um ambiente caótico ou mal organizado pode estagnar a energia, enquanto um espaço harmonizado eleva a vibração de seus ocupantes.

A respiração consciente, ou respiração energética, é uma prática acessível que conecta o ser humano com o fluxo vital. Técnicas como o *Pranayama*, da tradição iogue, ou o Renascimento, desenvolvido no Ocidente, mostram que a maneira como respiramos influencia diretamente nosso estado energético. Respirações profundas e ritmadas podem liberar bloqueios, trazer clareza mental e conectar o praticante a dimensões mais sutis de sua existência. Em muitas culturas, a respiração é considerada a ponte entre o corpo físico e o espírito, um reflexo da energia vital em movimento.

Essas terapias, embora variadas, compartilham um princípio comum: a crença de que o corpo possui uma capacidade inata de autocura, e que a energia é a chave para desbloqueá-la. A ciência moderna começa a explorar essas práticas, e estudos preliminares apontam que técnicas como o Reiki e a meditação energética podem reduzir os níveis de estresse e melhorar a qualidade de vida. Apesar de algumas críticas, muitos pesquisadores reconhecem que os efeitos dessas terapias vão além do físico, promovendo um estado geral de equilíbrio.

Experiências pessoais ilustram o impacto transformador das terapias energéticas. Há relatos de pessoas que, após anos de tratamentos convencionais sem sucesso, encontraram alívio e renovação ao adotar práticas como o Reiki ou a bioenergética. Um homem que sofria de ansiedade crônica descobriu na respiração consciente uma maneira de acalmar sua mente e recuperar o controle de sua vida. Uma mulher, ao integrar cristais e meditações em sua rotina, relatou sentir-se mais conectada com sua intuição e menos sobrecarregada pelas demandas do cotidiano.

A prática dessas terapias também incentiva a reconexão com a intuição. Elas ensinam que, ao silenciarmos a mente e sintonizarmos com o corpo, podemos identificar os desequilíbrios antes que se manifestem de forma mais evidente. Esse autocuidado preventivo é um aspecto fundamental do holismo, pois reconhece que somos os guardiões de nosso próprio bem-estar.

As terapias energéticas não exigem uma adesão incondicional, mas sim uma abertura para explorar novos caminhos de cura e equilíbrio. Elas nos convidam a perceber que somos mais do que matéria; somos seres vibracionais, conectados a um campo maior de energia. Ao integrá-las em nossas vidas, cultivamos uma harmonia que transcende o físico, tocando a essência de quem realmente somos. Essa jornada, em última análise, não é apenas sobre cura, mas sobre redescobrir nossa verdadeira natureza como parte de um universo vivo e pulsante.

Capítulo 7
A Mente Como Ferramenta de Transformação

A mente, em sua complexidade infinita, é tanto uma ferramenta de criação quanto um espelho da realidade. Em um mundo holístico, ela não é um mecanismo isolado, mas um elo entre o físico, o emocional e o espiritual. O poder da mente vai além da cognição: ele molda experiências, materializa intenções e transforma desafios em crescimento. Esse poder, quando compreendido e canalizado, torna-se um dos pilares mais fortes do bem-estar e da autorrealização.

Para explorar o poder da mente, é necessário primeiro reconhecer sua natureza plástica. O cérebro humano é capaz de mudar, crescer e se adaptar, um fenômeno conhecido como neuroplasticidade. Essa capacidade de reconfiguração reflete a essência da abordagem holística: a ideia de que, ao modificar pensamentos e padrões mentais, transformamos também nossa realidade externa. Estudos contemporâneos mostram que práticas como visualização criativa e afirmações podem alterar a química cerebral, reforçando conexões que promovem resiliência, foco e positividade.

A visualização criativa é uma das ferramentas mais poderosas nesse campo. Ela consiste em usar a imaginação de maneira direcionada, projetando imagens mentais claras e vívidas de objetivos, situações ou estados desejados. Quando a mente visualiza algo com detalhes, ela começa a ativar áreas do cérebro como se o evento estivesse realmente acontecendo. Esse fenômeno cria um alinhamento entre mente e corpo, preparando ambos para manifestar aquilo que foi visualizado. Atletas de alto desempenho, por exemplo, utilizam a visualização para aprimorar suas habilidades, enquanto pessoas em busca de cura física ou emocional relatam resultados surpreendentes ao incorporar essa prática em suas rotinas.

As afirmações positivas são outra expressão do poder mental. Essas declarações, repetidas de maneira consistente, reprogramam crenças limitantes e reforçam padrões saudáveis. A mente subconsciente, que absorve informações repetidas sem julgamento, começa a alinhar-se com essas declarações, promovendo mudanças internas e externas. Um exemplo clássico é a prática de afirmar diariamente: "Sou digno e capaz de superar desafios". Com o tempo, essa ideia deixa de ser apenas uma frase e torna-se uma verdade internalizada, moldando ações e percepções.

O pensamento positivo, embora frequentemente simplificado, é um componente essencial do poder da mente. Ele não implica ignorar dificuldades ou fingir otimismo, mas sim escolher perspectivas que elevem a vibração e ampliem possibilidades. Em vez de encarar um obstáculo como um bloqueio, o pensamento positivo o enxerga como uma oportunidade de aprendizado. Essa mudança de perspectiva não apenas influencia o humor, mas também o funcionamento do corpo: pesquisas mostram que emoções positivas fortalecem o sistema imunológico, reduzem o estresse e aumentam a longevidade.

A prática da gratidão é um caminho natural para cultivar esse estado mental positivo. Quando nos concentramos no que é bom em nossas vidas, mesmo em meio a adversidades, criamos um campo vibracional de abundância. Estudos demonstram que pessoas que mantêm diários de gratidão relatam maior satisfação com a vida, melhor qualidade de sono e níveis reduzidos de ansiedade. Mais do que um exercício mental, a gratidão é uma expressão do poder transformador da mente em sintonizar-se com o que é belo e significativo.

Outra dimensão fascinante do poder da mente é sua relação com o campo energético. Pensamentos e emoções emitem frequências que afetam tanto o indivíduo quanto o ambiente ao seu redor. Quando vibramos em padrões elevados, como amor, compaixão e alegria, atraímos experiências e pessoas que ressoam nessa frequência. Esse fenômeno, conhecido como Lei da Atração, é uma extensão natural do princípio holístico de interconexão, demonstrando que aquilo que emanamos retorna para nós de forma amplificada.

A meditação, como prática central no fortalecimento mental, é uma ferramenta insubstituível para acessar e canalizar esse poder. Ela permite que a mente transcenda o barulho cotidiano, entrando em um estado de clareza e presença. Estudos comprovam que a meditação regular reduz o tamanho da amígdala, a área do cérebro associada ao medo e ao estresse, enquanto fortalece o córtex pré-frontal, que governa a tomada de decisões e a compaixão. Mais do que isso, a meditação revela um espaço interno de quietude, onde o verdadeiro poder da mente pode ser sentido e direcionado.

O sono também desempenha um papel crucial no fortalecimento mental. Durante o sono, o cérebro processa informações, consolida memórias e limpa toxinas acumuladas. Dormir bem é essencial para manter a clareza mental e a capacidade de focar e manifestar intenções. Práticas como higiene do sono, que incluem evitar telas antes de dormir e criar um ambiente tranquilo, são fundamentais para proteger e potencializar o poder da mente.

A narrativa interna, ou o diálogo que mantemos conosco mesmos, é outra área em que o poder mental se manifesta. Muitas vezes, esse diálogo é moldado por experiências passadas e crenças inconscientes, algumas das quais podem ser autossabotadoras. Reconhecer e reescrever essas narrativas é um ato de transformação. Por exemplo, substituir pensamentos como "Eu nunca consigo" por "Estou aprendendo e melhorando a cada dia" tem um impacto direto em nossa disposição para agir e superar desafios.

Para ilustrar a força do poder mental, inúmeras histórias de superação demonstram como pensamentos direcionados e crenças firmes podem transformar vidas. Um homem diagnosticado com uma doença crônica, que começou a visualizar seu corpo saudável e a praticar gratidão diariamente, relatou melhorias significativas em sua condição. Uma mulher que enfrentava dificuldades financeiras decidiu mudar sua mentalidade de escassez para abundância, afirmando diariamente sua capacidade de prosperar. Em pouco tempo, oportunidades começaram a surgir, confirmando o impacto tangível de uma mente alinhada com intenções claras.

O poder da mente, no entanto, não é apenas uma ferramenta para alcançar objetivos externos. Ele também nos guia na jornada interior de autodescoberta. Quando nos permitimos explorar as profundezas da mente, encontramos não apenas padrões e memórias, mas também um vasto potencial criativo e intuitivo. Esse processo nos leva a entender que não somos nossos pensamentos, mas sim a consciência que os observa e os direciona.

Ao reconhecer e cultivar o poder da mente, tornamo-nos criadores conscientes de nossas realidades. Essa prática exige disciplina, autoconhecimento e abertura para explorar novas formas de pensar e ser. Mas, ao embarcarmos nessa jornada, descobrimos que a mente não é apenas um reflexo do mundo externo; ela é uma força ativa que, quando sintonizada com o coração e o espírito, transforma o mundo em um reflexo de nossas aspirações mais elevadas.

Capítulo 8
Conexões Autênticas e Profundas

Os relacionamentos, em sua essência, são espelhos que refletem nossa própria jornada interior. Cada interação que cultivamos, seja com um parceiro, amigo ou familiar, carrega uma oportunidade de aprendizado e crescimento. No contexto holístico, os relacionamentos conscientes não são apenas conexões superficiais ou contratos sociais; são trocas energéticas profundas que revelam a interconexão entre os seres humanos e o universo.

Viver um relacionamento consciente começa com a compreensão de que somos responsáveis por nossa energia. Ao contrário de dinâmicas baseadas na carência, onde buscamos nos completar através do outro, um relacionamento consciente é construído sobre a plenitude. É um espaço onde duas pessoas inteiras se encontram, compartilham suas jornadas e se apoiam mutuamente no caminho de evolução. Esse tipo de conexão transcende a necessidade de controle ou validação, celebrando, em vez disso, a liberdade e a autenticidade.

A comunicação é um pilar essencial nos relacionamentos conscientes. Mas não se trata apenas de palavras; é um diálogo energético que requer escuta ativa e presença total. Quando ouvimos verdadeiramente, sem a intenção de responder ou corrigir, criamos um espaço seguro para que o outro se expresse. Essa prática, que parece simples, é rara em um mundo acelerado onde muitas vezes respondemos automaticamente. A escuta ativa nos convida a desacelerar, a absorver o que está sendo dito e a responder com empatia, mesmo em meio a conflitos.

A empatia, por sua vez, é a capacidade de se colocar no lugar do outro sem perder sua própria essência. É o coração dos relacionamentos conscientes, pois permite que vejamos além das palavras e ações superficiais, conectando-nos com as intenções e emoções subjacentes. A empatia nos lembra que todos carregam feridas, medos e sonhos, e que reconhecer isso é um ato de compaixão. Em um relacionamento consciente, a empatia é cultivada diariamente, fortalecendo os laços e dissolvendo barreiras.

A autenticidade é outra qualidade indispensável. Ser autêntico significa apresentar-se ao outro sem máscaras, compartilhando não apenas os aspectos "aceitáveis" de nós mesmos, mas também nossas vulnerabilidades, dúvidas e falhas. Isso requer coragem, pois a sociedade muitas vezes nos condiciona a esconder partes de quem somos para evitar julgamento ou rejeição. No entanto, é precisamente na vulnerabilidade que a intimidade floresce. Um relacionamento consciente é um espaço onde a autenticidade é celebrada, onde ser quem você realmente é fortalece a conexão.

Os relacionamentos conscientes também envolvem uma profunda autorreflexão. Em vez de culpar o outro por desafios ou conflitos, somos convidados a olhar para dentro. Que parte de mim está reagindo a essa situação? Que ferida antiga está sendo ativada? Esse processo de introspecção transforma cada dificuldade em uma oportunidade de crescimento, desarmando padrões reativos e promovendo uma comunicação mais clara e amorosa.

A prática da comunicação não-violenta, desenvolvida por Marshall Rosenberg, é uma ferramenta valiosa nesse contexto. Ela nos ensina a expressar nossas necessidades de maneira clara e respeitosa, sem recorrer a acusações ou julgamentos. Em vez de dizer "Você nunca me ouve", por exemplo, a comunicação não-violenta convida a reformular como "Eu me sinto ignorado quando você não responde às minhas preocupações, e gostaria de ser ouvido". Essa abordagem reduz a defensividade e abre espaço para uma conversa mais construtiva.

Nos relacionamentos conscientes, o tempo e a presença tornam-se presentes preciosos. Reservar momentos para estar plenamente com o outro, sem distrações, é um ato de conexão profunda. Isso pode se manifestar em pequenas ações, como compartilhar uma refeição em silêncio ou caminhar juntos na natureza. Esses momentos reforçam a noção de que o relacionamento não é apenas uma parte da vida, mas um espaço sagrado onde o amor e a parceria são nutridos.

É importante reconhecer que, mesmo em relacionamentos conscientes, o conflito é inevitável. No entanto, a maneira como lidamos com ele é o que define a qualidade da conexão. Em vez de evitar ou escalar discussões, os relacionamentos conscientes encaram o conflito como uma oportunidade de entendimento. Ao invés de vencer uma discussão, o objetivo torna-se encontrar uma solução que honre ambas as partes. Isso exige paciência, maturidade emocional e a disposição de abandonar o ego em favor do bem maior.

Os relacionamentos conscientes também se estendem à esfera coletiva. Eles não são limitados a casais ou amizades, mas incluem nossa interação com comunidades, grupos e até o ambiente natural. Quando reconhecemos que todas as nossas ações impactam o todo, nos tornamos agentes de conexão e harmonia. Práticas como o voluntariado, a participação em círculos de diálogo ou simplesmente cultivar gentileza em interações cotidianas são expressões desse compromisso com relacionamentos conscientes no coletivo.

Histórias de transformação revelam o impacto desse tipo de conexão. Há relatos de casais que, após anos de desentendimentos, encontraram na comunicação não-violenta e na escuta ativa uma nova forma de se relacionar, transformando o que antes era um terreno de conflito em um espaço de colaboração. Também há amigos que, ao adotarem a prática da autenticidade, aprofundaram sua conexão de maneiras que nunca imaginaram ser possíveis.

Nos relacionamentos conscientes, o amor não é visto como algo estático ou garantido, mas como um campo que precisa ser cultivado. Isso exige atenção, cuidado e a disposição de crescer juntos. Amar conscientemente é estar disposto a enfrentar desafios, celebrar conquistas e honrar o caminho do outro, mesmo quando ele diverge do nosso. É um amor que transcende possessividade e controle, abraçando a liberdade e a interdependência.

Viver um relacionamento consciente é um convite para expandir. Não é apenas sobre encontrar alguém que nos complemente, mas sobre criar uma parceria onde ambos florescem. É um ato de coragem e presença, que nos desafia a crescer, a curar feridas e a amar de forma mais profunda e autêntica. No final, os relacionamentos conscientes não apenas transformam nossas conexões com os outros, mas também revelam a profundidade de quem somos.

Capítulo 9
Encontrando Propósito na Vida Profissional

O trabalho, em sua forma mais pura, é uma expressão do ser. Ele não deve ser apenas um meio de sobrevivência, mas uma extensão de nossos talentos, paixões e valores. Sob uma perspectiva holística, o trabalho com propósito não é definido apenas por ganhos financeiros ou reconhecimento externo, mas pela capacidade de trazer significado, impacto positivo e alinhamento com a essência do indivíduo.

Vivemos em uma época em que muitas pessoas se sentem desconectadas de suas ocupações. Rotinas repetitivas, ambientes competitivos e a busca incessante por resultados muitas vezes obscurecem o sentido mais profundo do trabalho. Esse modelo, que trata o ser humano como uma engrenagem em uma máquina produtiva, ignora a necessidade fundamental de realização e contribuição genuína. O trabalho com propósito surge como uma resposta a essa crise, oferecendo um caminho que reconecta o profissional ao seu potencial criativo e ao bem maior.

Encontrar propósito no trabalho começa com o autoconhecimento. É essencial identificar o que nos motiva, o que nos inspira e como nossas habilidades podem ser canalizadas para servir não apenas a nós mesmos, mas também ao mundo. Essa busca não é um processo linear; exige reflexão, coragem para questionar padrões estabelecidos e disposição para explorar novos caminhos. Muitas vezes, o propósito está enraizado em nossas experiências pessoais, paixões ocultas ou mesmo nos desafios que enfrentamos e superamos.

Uma carreira alinhada com o propósito é aquela em que há harmonia entre os valores internos e as ações externas. Por exemplo, alguém que valoriza a sustentabilidade pode encontrar realização em profissões que promovam práticas ecológicas, enquanto outro, movido pela empatia, pode se destacar em áreas de cuidado, como saúde ou educação. Quando trabalhamos em sintonia com nossos valores, cada tarefa ganha significado, e o esforço deixa de ser um fardo para se tornar uma expressão de nosso verdadeiro eu.

O trabalho com propósito não significa, necessariamente, abandonar carreiras tradicionais ou buscar ocupações idealizadas. Ele pode ser encontrado em qualquer contexto, desde que haja uma mudança de perspectiva. Um professor que vê sua profissão como uma oportunidade de moldar mentes futuras, ou um padeiro que reconhece o valor de nutrir sua comunidade, encontra propósito em ações que, à primeira vista, podem parecer simples. O segredo está em transformar o cotidiano em um ato de conexão e serviço.

A ideia de equilíbrio entre trabalho e vida pessoal também é central no contexto holístico. O trabalho com propósito não consome o indivíduo, mas complementa sua existência. Ele reconhece que, para sermos produtivos e realizados, precisamos de tempo para cuidar de nossa saúde, cultivar relacionamentos e explorar interesses pessoais. Modelos que exaltam a exaustão e a hiperprodutividade são incompatíveis com a busca por propósito, pois ignoram a natureza integrada do ser humano.

No cenário contemporâneo, muitas pessoas estão optando por caminhos que integram propósito e empreendedorismo. Negócios conscientes, que combinam lucro com impacto social ou ambiental positivo, estão crescendo rapidamente. Empresas que promovem práticas éticas, sustentabilidade e bem-estar de seus colaboradores são exemplos de como o trabalho com propósito pode transformar não apenas indivíduos, mas também organizações e comunidades inteiras. Esses modelos mostram que é possível alinhar sucesso financeiro com valores elevados.

Outra dimensão importante do trabalho com propósito é a colaboração. Em vez de competir, indivíduos e equipes que trabalham com propósito buscam construir juntos, reconhecendo que a interdependência fortalece os resultados. A colaboração fomenta a troca de ideias, a empatia e o aprendizado mútuo, criando um ambiente em que a criatividade e a inovação floresçam. Esse espírito de parceria reflete o princípio holístico de que o todo é maior do que a soma de suas partes.

Histórias de transformação pessoal ilustram a jornada em direção ao trabalho com propósito. Há relatos de profissionais que, insatisfeitos em suas carreiras, decidiram seguir seus chamados internos e encontraram realização em áreas completamente diferentes. Um executivo que abandonou o mundo corporativo para fundar uma ONG de impacto social, ou uma advogada que trocou os tribunais pela prática da escrita terapêutica, são exemplos de como o propósito pode ressignificar o trabalho. Esses indivíduos mostram que, embora o caminho possa ser desafiador, ele também é profundamente recompensador.

A busca por propósito também desafia a noção de sucesso convencional. Muitas vezes, somos condicionados a medir o valor de nossas realizações por métricas externas, como status, salário ou reconhecimento. O trabalho com propósito, no entanto, redefine o sucesso como um estado interno de satisfação e alinhamento. É sentir que estamos contribuindo para algo maior, que nossas ações ressoam com nossos valores e que o impacto de nosso trabalho transcende nossos interesses individuais.

Além disso, o trabalho com propósito tem um impacto profundo no bem-estar emocional e físico. Quando nos sentimos conectados ao que fazemos, nossa energia flui de maneira mais natural, reduzindo o estresse e aumentando a motivação. Estudos mostram que profissionais que percebem significado em suas ocupações relatam maior felicidade, saúde mental e engajamento. Esse bem-estar não apenas beneficia o indivíduo, mas também eleva o ambiente ao seu redor, criando um ciclo virtuoso de inspiração e produtividade.

No entanto, a transição para um trabalho com propósito nem sempre é imediata ou fácil. Muitas vezes, ela exige paciência, planejamento e resiliência. Pode ser necessário explorar interesses paralelos, investir em novos aprendizados ou mesmo enfrentar períodos de incerteza. Mas cada passo dado em direção ao propósito é um investimento em uma vida mais autêntica e alinhada. E, no processo, descobrimos que o caminho em si já é uma forma de realização.

Para aqueles que ainda buscam o trabalho com propósito, pequenas mudanças podem ter um grande impacto. Reservar momentos para refletir sobre o que traz alegria, explorar atividades voluntárias ou até mesmo reavaliar a abordagem em sua ocupação atual pode abrir portas para novas perspectivas. O propósito não está necessariamente em um destino grandioso; muitas vezes, ele reside nas pequenas coisas, na intenção com que realizamos cada ação.

O trabalho com propósito, em última análise, não é apenas sobre o que fazemos, mas sobre como e por que fazemos. Ele nos desafia a integrar nossas aspirações pessoais com nosso impacto no mundo, criando um equilíbrio entre realização interna e contribuição externa. Ao alinhar o trabalho com nossa essência, transcendemos a ideia de que ele é apenas uma obrigação, transformando-o em um ato de expressão, conexão e serviço. E, ao fazer isso, não apenas prosperamos como indivíduos, mas também contribuímos para um mundo mais consciente e harmonioso.

Capítulo 10
O Poder Transformador da Quietude

O silêncio é um espaço onde o ser reencontra sua essência, um refúgio do ruído incessante que caracteriza a vida moderna. A meditação, por sua vez, é a prática que nos conduz a esse estado, uma jornada interior que transcende o barulho do mundo externo e nos reconecta ao que é mais puro e verdadeiro. No contexto holístico, meditação e silêncio não são apenas ferramentas de relaxamento, mas portais para uma consciência expandida e um equilíbrio profundo.

Desde tempos ancestrais, a humanidade reconhece o poder transformador do silêncio. Tribos indígenas realizavam longos períodos de contemplação em meio à natureza, monges meditavam em cavernas isoladas, e filósofos se retiravam do cotidiano para refletir sobre a existência. Esses exemplos revelam que o silêncio é mais do que a ausência de som; é um estado de ser onde a mente encontra clareza e o espírito, descanso. Em um mundo onde o ruído – seja externo ou interno – domina, a prática do silêncio se torna um ato revolucionário de autoconexão.

A meditação, como caminho para o silêncio interior, assume inúmeras formas, cada uma oferecendo um portal único para a transformação. A meditação mindfulness, ou atenção plena, nos ensina a focar no momento presente, observando pensamentos, sensações e emoções sem julgamento. Essa prática simples, porém profunda, ajuda a cultivar a aceitação e a presença, permitindo que a mente se liberte do ciclo de preocupações com o passado ou o futuro. Estudos mostram que o mindfulness reduz o estresse, melhora a concentração e promove uma sensação geral de bem-estar.

Outras formas de meditação, como a meditação transcendental, convidam o praticante a repetir um mantra específico, um som ou palavra com significado espiritual. Esse mantra serve como âncora para a mente, ajudando a acalmar os pensamentos e criar um estado de tranquilidade profunda. Aqueles que praticam regularmente relatam uma sensação de expansão, como se o espaço interior se alinhasse com o infinito. Não importa a técnica escolhida, a meditação nos lembra que o verdadeiro silêncio não é a ausência de som, mas a quietude dentro de nós.

O impacto fisiológico da meditação é notável. Quando mergulhamos no silêncio interior, nosso sistema nervoso entra em um estado de equilíbrio, ativando o sistema parassimpático, responsável pelo relaxamento e pela regeneração. O ritmo cardíaco diminui, a pressão arterial se estabiliza e o corpo começa a liberar hormônios que promovem a cura. Além disso, a meditação estimula áreas do cérebro associadas à empatia, criatividade e resiliência, demonstrando que seus benefícios vão além do emocional, alcançando também o físico.

O silêncio na meditação não significa suprimir pensamentos ou emoções. Em vez disso, é um convite para observá-los sem apego, permitindo que venham e vão como nuvens no céu. Essa prática desenvolve a capacidade de estar com o que é, em vez de resistir ou evitar. Quando nos sentamos em silêncio, confrontamos nossas sombras, mas também acessamos nossa luz. É nesse espaço que a transformação ocorre, pois aprendemos a acolher todas as partes de nós mesmos.

Além do silêncio interno, a prática meditativa também revela a importância do silêncio externo. Em um mundo repleto de notificações, conversas incessantes e estímulos visuais, criar momentos de quietude se torna essencial. Desligar dispositivos eletrônicos, passar um tempo na natureza ou simplesmente reservar alguns minutos para respirar em silêncio são atos que revitalizam o espírito e fortalecem a mente. Essa pausa do barulho externo nos reconecta ao que realmente importa, ampliando nossa capacidade de estar presentes e conscientes.

O silêncio também tem um papel significativo na comunicação. Momentos de pausa em uma conversa permitem que ouvimos além das palavras, captando as emoções e intenções subjacentes. Práticas como diálogos contemplativos, em que os participantes alternam entre falar e ouvir com plena atenção, mostram como o silêncio pode aprofundar conexões e promover entendimento. Em um relacionamento consciente, o silêncio não é ausência, mas presença – uma expressão de respeito e amor.

Práticas como meditação guiada são uma porta de entrada para aqueles que estão começando a explorar o silêncio. Nelas, uma voz conduz o praticante por meio de visualizações, respirações ou reflexões, criando um espaço seguro para mergulhar na experiência interior. Essas meditações podem ser personalizadas para diferentes objetivos, como aliviar a ansiedade, promover o sono ou cultivar gratidão. À medida que o praticante se familiariza com o estado meditativo, ele pode optar por explorar o silêncio sem guias, confiando na sabedoria de sua própria mente e espírito.

Retiros de silêncio são outra prática profundamente transformadora. Durante esses períodos, que podem durar de algumas horas a vários dias, os participantes se afastam da comunicação verbal e do mundo externo para mergulhar em sua própria experiência. Esses retiros não apenas restauram a energia, mas também oferecem insights profundos sobre padrões internos e crenças limitantes. O silêncio prolongado cria um espaço onde a mente pode reorganizar-se, liberando o que não serve mais e abrindo espaço para a renovação.

A meditação e o silêncio também têm uma dimensão espiritual. Muitas tradições consideram o silêncio como o caminho mais direto para se conectar ao divino. Na quietude, a separação entre o eu e o todo se dissolve, e o praticante experimenta a unidade que permeia a existência. Essa conexão não exige crenças específicas; ela é uma experiência universal que transcende palavras e conceitos.

Histórias de transformação demonstram o impacto dessas práticas. Um homem que enfrentava um luto profundo encontrou alívio ao adotar a meditação diária, descobrindo que o silêncio não apenas acolhia sua dor, mas também revelava sua força interior. Uma mulher que vivia em constante ansiedade relatou que, ao participar de um retiro de silêncio, experimentou uma clareza mental e emocional que mudou sua perspectiva sobre a vida. Esses relatos mostram que o silêncio não é vazio, mas um campo fértil para o crescimento e a cura.

    Meditar e cultivar o silêncio não requerem condições perfeitas ou longas horas. Pequenos momentos ao longo do dia – como fechar os olhos por alguns minutos, focar na respiração ou ouvir os sons da natureza – já podem trazer benefícios significativos. Esses atos simples nos lembram que o silêncio está sempre acessível, esperando por nossa disposição de mergulhar nele.

    Em última análise, a meditação e o silêncio nos ensinam que a paz que buscamos no mundo externo já existe dentro de nós. É no silêncio que encontramos respostas, força e clareza. É nele que nos conectamos com nossa essência e percebemos que, por trás de todo o barulho, há um espaço infinito de serenidade e plenitude. Essa prática, cultivada com intenção, transforma não apenas nosso estado interno, mas também a maneira como nos relacionamos com o mundo ao nosso redor.

Capítulo 11
Formando o Ser Integral

A educação holística é um convite para repensar os alicerces do aprendizado. Em contraste com modelos tradicionais que muitas vezes priorizam o acúmulo de informações e resultados mensuráveis, ela valoriza o desenvolvimento integral do ser humano, considerando não apenas o intelecto, mas também as dimensões emocional, espiritual, física e social. Essa abordagem transcende a sala de aula, moldando indivíduos mais conscientes, empáticos e preparados para lidar com os desafios de um mundo em constante transformação.

Historicamente, as práticas educacionais holísticas sempre existiram em comunidades que viam o aprendizado como um processo contínuo e integrado à vida. Povos indígenas, por exemplo, ensinam valores, habilidades e conhecimento por meio de narrativas, rituais e convivência com a natureza. Em muitas tradições orientais, o aprendizado espiritual e emocional era tão importante quanto o domínio de habilidades práticas. Essas culturas compreendiam que educar era nutrir a totalidade do ser, e não apenas preparar para um ofício.

No contexto moderno, a educação holística ressurge como uma resposta ao esgotamento de um sistema educacional centrado na padronização. Em vez de tratar estudantes como recipientes passivos de informações, essa abordagem os reconhece como participantes ativos de sua própria jornada de aprendizado. Ela se baseia na ideia de que cada indivíduo é único, com talentos e desafios distintos, e que a educação deve honrar essa singularidade. A aprendizagem não ocorre apenas em uma direção, mas em um fluxo dinâmico entre professores, estudantes e o ambiente ao redor.

Um dos pilares da educação holística é o aprendizado emocional. Em um mundo onde o sucesso muitas vezes é definido por notas ou prêmios, as emoções tendem a ser ignoradas ou reprimidas. No entanto, a inteligência emocional – a capacidade de reconhecer, compreender e gerenciar sentimentos – é essencial para o bem-estar e para relações saudáveis. Programas que integram mindfulness, meditação e diálogos reflexivos nas escolas ajudam os alunos a desenvolver essa habilidade, promovendo autoconhecimento, empatia e resiliência.

A criatividade é outro aspecto central. A educação holística reconhece que a criatividade não é restrita às artes, mas permeia todas as áreas do conhecimento. Matemática, ciência e literatura podem ser exploradas de forma criativa, incentivando o pensamento crítico e a resolução de problemas de maneira inovadora. Escolas que adotam práticas holísticas frequentemente incorporam atividades artísticas, música e projetos práticos, permitindo que os alunos expressem sua criatividade enquanto aprendem conteúdos acadêmicos.

A conexão com a natureza também desempenha um papel vital. Muitos modelos educacionais holísticos incluem atividades ao ar livre, como jardinagem, caminhadas e observação da fauna e flora locais. Essa interação não apenas ensina sobre ecologia e sustentabilidade, mas também promove um senso de pertencimento ao mundo natural. Estar na natureza reduz o estresse, melhora a atenção e desperta um sentimento de maravilha e respeito pela vida.

Outro componente fundamental é o aprendizado colaborativo. Em vez de encorajar a competição, a educação holística valoriza a cooperação. Projetos em grupo, diálogos abertos e atividades comunitárias ensinam os estudantes a trabalhar juntos, ouvir diferentes perspectivas e resolver conflitos de maneira construtiva. Essas habilidades são essenciais não apenas na escola, mas em todos os aspectos da vida.

A espiritualidade, no contexto da educação holística, não está vinculada a uma religião específica, mas à conexão com algo maior. Ela se manifesta como a capacidade de cultivar valores como compaixão, gratidão e respeito pelo outro. Momentos de contemplação, práticas de respiração ou até mesmo a apreciação de uma obra de arte podem despertar essa dimensão espiritual, lembrando aos alunos que há uma riqueza interior que complementa o conhecimento externo.

Pais e educadores que adotam uma abordagem holística frequentemente relatam mudanças profundas. Crianças que antes se sentiam sobrecarregadas ou desmotivadas encontram um novo entusiasmo pelo aprendizado. Um exemplo é o de uma escola que implementou aulas de mindfulness para lidar com a ansiedade dos alunos. Os resultados foram surpreendentes: não apenas os níveis de estresse diminuíram, mas os alunos começaram a demonstrar mais atenção e empatia em suas interações diárias.

A tecnologia, quando usada de maneira consciente, também pode ser integrada à educação holística. Aplicativos de meditação, plataformas de aprendizado colaborativo e ferramentas interativas ampliam as possibilidades de exploração e expressão. No entanto, a ênfase está em equilibrar o uso da tecnologia com momentos de conexão humana e prática no mundo real. Assim, os alunos aprendem a utilizar esses recursos de maneira responsável, sem se desconectar de si mesmos ou do ambiente.

A formação de professores é crucial nesse modelo. Educadores holísticos são mais do que transmissores de conhecimento; eles são guias e facilitadores. Isso exige que eles também cultivem sua própria jornada de autodescoberta, desenvolvendo empatia, criatividade e uma mentalidade aberta. Muitos programas de formação de professores holísticos incluem práticas de autocuidado, meditação e reflexão, preparando-os para criar espaços de aprendizado que sejam acolhedores e transformadores.

O impacto da educação holística vai além do indivíduo. Comunidades inteiras se beneficiam quando os jovens crescem com uma visão integrada de si mesmos e do mundo. Esses estudantes estão mais preparados para enfrentar desafios globais, como mudanças climáticas, desigualdades sociais e conflitos culturais, com soluções que refletem equilíbrio e interconexão.

Embora existam desafios na implementação dessa abordagem, como resistência a mudanças ou limitações de recursos, os benefícios superam amplamente as dificuldades. Pequenas mudanças, como incorporar momentos de mindfulness ou oferecer aulas ao ar livre, já podem fazer uma diferença significativa. A educação holística não exige uma transformação radical imediata, mas uma evolução gradual que coloca o ser humano no centro do processo.

Em última análise, a educação holística nos lembra que aprender não é apenas acumular informações, mas crescer como um todo. É um convite para expandir a mente, nutrir o coração e despertar o espírito. Ao adotar essa abordagem, estamos não apenas preparando as futuras gerações para carreiras, mas também cultivando indivíduos conscientes, compassivos e criativos, capazes de construir um mundo mais harmonioso e equilibrado.

Capítulo 12
Explorando o Universo Interior

O universo interior é vasto e enigmático, um espaço onde emoções, pensamentos, crenças e memórias coexistem em uma dança contínua. Para o ser holístico, explorar esse universo é tão essencial quanto compreender o mundo externo. Ele é a fonte de nosso equilíbrio, intuição e autoconhecimento, e navegar por ele nos permite acessar a essência de quem realmente somos.

A jornada pelo universo interior começa com o reconhecimento de que grande parte de nossas ações e escolhas é influenciada por camadas profundas de nossa psique. Crenças limitantes, muitas vezes inconscientes, moldam nossos comportamentos e percepções. Essas crenças podem surgir de experiências da infância, padrões familiares ou condicionamentos sociais. Um exemplo comum é a ideia de "não sou suficiente", que pode se manifestar como insegurança, perfeccionismo ou medo de falhar. Identificar essas crenças é o primeiro passo para transformá-las.

A prática do autoconhecimento é o caminho para desvendar esses padrões. Por meio da introspecção, criamos um espaço para observar nossos pensamentos e emoções sem julgamento. Ferramentas como a escrita reflexiva, a meditação e a terapia ajudam a trazer à tona o que estava escondido, permitindo que possamos examinar e ressignificar essas narrativas internas. Por exemplo, uma pessoa que acredita ser incapaz de realizar algo pode, ao explorar essa crença, descobrir que ela se originou de um episódio específico, mas que não define sua capacidade atual.

O silêncio interior, já explorado anteriormente, é fundamental para essa jornada. Quando silenciamos o ruído externo e interno, abrimos espaço para ouvir as vozes mais sutis de nosso ser. É nesse estado de quietude que muitas vezes encontramos insights sobre nossas motivações, medos e aspirações. Esses momentos de clareza revelam que, por trás de nossas camadas de proteção e condicionamento, existe um núcleo puro de autenticidade.

O universo interior também abriga emoções que, se não reconhecidas, podem criar desequilíbrios. Sentimentos como medo, raiva ou tristeza não são inimigos a serem evitados, mas mensagens que precisam ser ouvidas. Acolher essas emoções significa permitir que elas se manifestem, compreender sua origem e aprender com elas. Por exemplo, a raiva pode indicar uma violação de limites, enquanto a tristeza pode apontar para algo que precisa ser liberado. Quando aprendemos a dialogar com essas emoções, elas deixam de nos controlar e passam a ser aliadas em nosso crescimento.

A exploração do universo interior também nos leva a encontrar padrões emocionais repetitivos. Esses padrões muitas vezes têm raízes em experiências passadas que deixaram marcas em nosso inconsciente. Um exemplo disso é o medo de abandono, que pode se manifestar em relacionamentos como dependência ou autossabotagem. Identificar esses padrões permite que possamos quebrá-los e criar novas formas de nos relacionar conosco e com os outros.

Outro aspecto fascinante do universo interior é a intuição. Ela é a voz sutil de nosso ser mais profundo, uma bússola que nos guia além da lógica e do raciocínio. Desenvolver a intuição requer confiança e prática, pois muitas vezes ela se manifesta de maneira silenciosa e inesperada. Técnicas como meditação, visualização e escuta atenta ajudam a fortalecer essa conexão, permitindo que possamos acessar nossa sabedoria interior em momentos de dúvida ou decisão.

O trabalho com crenças limitantes e padrões emocionais não é apenas uma prática individual; ele também reverbera em nossas relações e no mundo ao nosso redor. Quando nos tornamos mais conscientes de nossos próprios processos internos, desenvolvemos maior empatia e compaixão pelos outros. Reconhecemos que todos estão navegando por seus próprios universos interiores, enfrentando desafios semelhantes. Isso cria um senso de conexão e humanidade compartilhada.

O universo interior também é o lar de nossa criatividade. Quando exploramos esse espaço, descobrimos recursos e talentos que muitas vezes estavam adormecidos. A criatividade, nesse sentido, não se limita às artes, mas se manifesta em como resolvemos problemas, nos expressamos e nos adaptamos às mudanças. Estar em contato com nosso universo interior nos permite acessar essas fontes de inspiração e usá-las de forma construtiva.

Histórias de transformação pessoal mostram como a exploração do universo interior pode ser um divisor de águas na vida de alguém. Um homem que carregava ressentimentos por anos descobriu, ao se aprofundar em sua psique, que o perdão era um caminho para a liberdade, não para a aceitação do erro alheio. Uma mulher que vivia em constante ansiedade percebeu, ao refletir sobre sua infância, que suas preocupações eram respostas condicionadas que ela podia escolher mudar. Esses relatos evidenciam que olhar para dentro pode trazer não apenas compreensão, mas também cura.

No universo interior, também encontramos nossas aspirações mais profundas, aquelas que muitas vezes são abafadas pelas exigências do cotidiano. Reconectar-se com esses sonhos é um ato de reconquista pessoal. Eles nos lembram de quem somos além das pressões sociais ou das expectativas externas, dando-nos a coragem para traçar um caminho alinhado com nossa verdadeira essência.

Práticas que integram corpo e mente também são ferramentas valiosas para explorar o universo interior. A yoga, por exemplo, conecta o movimento físico com a respiração e a atenção plena, permitindo que emoções reprimidas venham à tona. Dança, respiração consciente e até mesmo caminhadas na natureza podem ser formas de acessar esse espaço interno, pois ajudam a dissolver bloqueios e a trazer maior clareza.

Embora a exploração do universo interior possa parecer intimidante, ela é uma jornada profundamente recompensadora. Não se trata de alcançar um estado ideal de perfeição, mas de se conhecer de maneira mais autêntica. Cada camada que desvendamos nos aproxima de nossa essência, permitindo que vivamos de forma mais consciente e integrada.

O universo interior é, em última análise, um reflexo do universo externo. À medida que navegamos por ele, percebemos que as mesmas leis que regem as estrelas e os planetas também moldam nossas emoções, pensamentos e energia. Essa percepção nos traz um senso de unidade com o todo, uma lembrança de que somos parte de algo infinitamente maior. E nessa jornada de autodescoberta, encontramos não apenas respostas, mas também o profundo mistério que nos conecta à vida em sua totalidade.,

Capítulo 13
O Amor como Energia Transformadora

O amor, em sua essência mais pura, é uma força transformadora que transcende barreiras e dissolve fronteiras. Não se limita a emoções passageiras ou conexões românticas; é uma energia universal que permeia todas as dimensões da existência. O ser holístico reconhece o amor como o alicerce do universo, a frequência mais elevada capaz de criar, curar e unir. No entanto, acessá-lo em sua plenitude exige um mergulho profundo em si mesmo e uma disposição para olhar além das aparências.

A energia do amor começa dentro de nós. Antes de se manifestar externamente, ela deve ser cultivada internamente, através do autoamor. Este não é um conceito egoísta ou narcísico, mas um ato essencial de reconhecimento e cuidado com a própria essência. O autoamor exige que aceitemos quem somos, com nossas luzes e sombras, celebrando nossas qualidades e acolhendo nossas imperfeições. Quando nos tratamos com gentileza e compaixão, abrimos espaço para que essa energia flua livremente em todas as direções.

A autocura é uma das primeiras manifestações do amor em ação. Muitos desequilíbrios, sejam físicos, emocionais ou espirituais, têm suas raízes em padrões de autojulgamento, ressentimento ou desconexão com o próprio ser. Ao trazer a energia do amor para si mesmo, o indivíduo inicia um processo de transformação interna. Técnicas como a meditação focada no coração, afirmações positivas e práticas de gratidão são ferramentas poderosas para cultivar esse amor e permitir que ele atue como um bálsamo curativo.

A conexão entre amor e saúde também é amplamente reconhecida. Estudos científicos mostram que emoções como compaixão e gratidão aumentam a produção de endorfinas e oxitocina, os hormônios do bem-estar, enquanto reduzem os níveis de cortisol, o hormônio do estresse. Esses efeitos não apenas melhoram o humor, mas também fortalecem o sistema imunológico e promovem a regeneração celular. A energia do amor, ao que parece, não é apenas espiritual, mas também fisiológica, influenciando diretamente nosso bem-estar.

Nos relacionamentos, a energia do amor se manifesta como um fluxo de conexão genuína e respeito mútuo. Um relacionamento verdadeiramente amoroso não é baseado em posse ou controle, mas em liberdade e apoio. Ele permite que cada indivíduo floresça em sua singularidade, ao mesmo tempo em que constrói um espaço de união. Práticas como a escuta ativa, a empatia e a expressão de gratidão fortalecem essa energia, criando vínculos que transcendem as dificuldades e cultivam harmonia.

O amor incondicional é o ápice dessa energia. Ele vai além de circunstâncias ou expectativas, aceitando o outro exatamente como ele é. Esse tipo de amor não busca transformar ou exigir, mas simplesmente estar presente. Embora muitas vezes associado a figuras espirituais ou idealizado, o amor incondicional pode ser praticado em pequenas ações cotidianas, como perdoar uma falha, oferecer apoio sem esperar algo em troca ou simplesmente estar disponível para ouvir com o coração aberto.

A energia do amor também tem um papel crucial na conexão com o universo. Em muitas tradições espirituais, o amor é visto como a força que mantém o cosmos em equilíbrio. É por meio dele que nos sentimos parte de algo maior, reconhecendo que cada ser, cada elemento, é uma expressão da mesma fonte. Meditações focadas no amor universal, como a prática budista de *metta* ou bondade amorosa, ensinam a expandir esse sentimento, enviando boas intenções não apenas a quem amamos, mas a todos os seres, incluindo aqueles com quem temos dificuldades.

A energia do amor também atua como um catalisador de transformação. Quando nos abrimos para essa força, ela tem o poder de dissolver emoções densas como medo, raiva e ressentimento. Esses sentimentos, que muitas vezes criam barreiras entre nós e os outros, são transmutados quando expostos ao amor. Isso não significa suprimir ou negar essas emoções, mas reconhecê-las e permitir que sejam transformadas por uma energia mais elevada.

Práticas como o uso consciente da energia do coração são ferramentas importantes nesse processo. A ciência já demonstrou que o coração possui um campo eletromagnético muito mais forte do que o do cérebro, e que emoções positivas ampliam esse campo, criando um impacto não apenas em nós, mas também nas pessoas ao nosso redor. Ao cultivar a energia do coração, por meio da respiração focada e da visualização, ampliamos nossa capacidade de irradiar amor.

No mundo holístico, a energia do amor também se manifesta no cuidado com o ambiente e na conexão com a natureza. Amar a Terra significa reconhecê-la como um organismo vivo e interdependente, honrando seus recursos e respeitando seus ciclos. Atos como plantar árvores, reduzir o consumo de recursos e proteger a biodiversidade são expressões práticas de amor em ação, refletindo nossa interdependência com o planeta.

Histórias reais revelam o impacto transformador dessa energia. Relatos de pessoas que enfrentaram conflitos familiares, doenças graves ou períodos de perda mostram como o amor pode ser um instrumento de cura e reconciliação. Uma mulher que encontrou forças para perdoar um erro profundo descobriu que esse ato não apenas aliviou sua dor emocional, mas também abriu portas para um relacionamento renovado. Um homem que dedicou sua vida a cuidar de animais abandonados relatou como esse amor incondicional trouxe sentido e alegria ao seu dia a dia.

A energia do amor também é uma ferramenta poderosa na criação de mudanças sociais. Movimentos baseados no amor, como o ativismo não-violento de líderes como Mahatma Gandhi e Martin Luther King Jr., mostram como essa força pode transcender ódio e injustiça, promovendo reconciliação e transformação. Esses exemplos demonstram que o amor não é passivo; ele é uma força ativa que inspira coragem, empatia e ação.

No nível pessoal, a prática de enviar amor a si mesmo e aos outros pode ser profundamente transformadora. Reservar um momento diário para visualizar uma luz amorosa envolvendo o coração, expandindo-se para o corpo e irradiando-se para o mundo é uma maneira simples, mas poderosa, de cultivar essa energia. Esse pequeno gesto, repetido com intenção, pode mudar não apenas a vibração pessoal, mas também as interações e o ambiente ao redor.

Em última análise, a energia do amor é a linguagem universal que transcende diferenças e conecta todas as coisas. Ao cultivá-la em nós mesmos, em nossos relacionamentos e no mundo, nos alinhamos com a frequência mais elevada do universo. Esse alinhamento nos lembra que, independentemente das circunstâncias, o amor é a essência de tudo o que somos e a força que transforma escuridão em luz, divisão em unidade e sofrimento em cura.

Capítulo 14
Tecnologia Consciente e Integração Holística

O avanço tecnológico moldou o mundo contemporâneo, alterando profundamente a maneira como vivemos, trabalhamos e nos conectamos. Para o ser holístico, no entanto, a tecnologia não é apenas uma ferramenta funcional; é um reflexo de nossa evolução coletiva e uma oportunidade de integração consciente. O holismo na tecnologia reconhece que, embora essas inovações sejam potencialmente transformadoras, sua utilização requer equilíbrio, propósito e intenção. Sem essa consciência, a tecnologia pode nos desconectar de nós mesmos e do que realmente importa.

Desde os primeiros passos da humanidade no uso de ferramentas, a tecnologia tem sido uma extensão de nossa criatividade e engenhosidade. Contudo, o ritmo acelerado das inovações nos últimos séculos trouxe tanto benefícios quanto desafios. A internet, por exemplo, criou uma rede global de interconexão, possibilitando acesso ao conhecimento e a comunicação em uma escala sem precedentes. No entanto, também contribuiu para a sobrecarga de informações, a desconexão emocional e o vício digital. O holismo na tecnologia surge como um convite para reequilibrar essa relação, utilizando essas ferramentas de forma que promovam bem-estar e conexão verdadeira.

Uma das maneiras mais evidentes de integrar o holismo à tecnologia é por meio de aplicativos e plataformas que promovem práticas como meditação, mindfulness e autocuidado. Ferramentas digitais como aplicativos de meditação guiada, diários de gratidão e rastreadores de saúde permitem que as pessoas acessem práticas transformadoras de maneira simples e acessível. Essas tecnologias não substituem o trabalho interno, mas atuam como aliadas para quem busca equilíbrio em um mundo movimentado.

Ao mesmo tempo, a tecnologia pode ser usada para fortalecer nossa conexão com a natureza. Aplicativos que incentivam a jardinagem urbana, a observação de estrelas ou a identificação de plantas e animais ajudam a despertar uma consciência ambiental e um senso de pertencimento ao mundo natural. A integração dessas práticas no cotidiano é uma maneira de usar a tecnologia para reconectar, em vez de alienar.

Outra aplicação importante é o uso de tecnologia para ampliar o acesso à educação holística. Plataformas de aprendizado online oferecem cursos sobre meditação, terapias alternativas, sustentabilidade e autoconhecimento, permitindo que pessoas em diferentes partes do mundo tenham acesso a ensinamentos que, de outra forma, poderiam estar fora de seu alcance. Essa democratização do conhecimento é uma expressão prática do princípio holístico de que todos estão interconectados e têm o direito de crescer e evoluir.

No entanto, a prática do holismo na tecnologia também requer consciência sobre os limites. O tempo excessivo diante de telas pode levar à fadiga mental, ao isolamento social e a uma desconexão com o corpo e a mente. Por isso, estabelecer limites claros no uso da tecnologia é essencial. Práticas como "desintoxicação digital", onde períodos são reservados para se afastar de dispositivos, ajudam a restaurar o equilíbrio e a cultivar a presença. Usar a tecnologia de forma intencional, em vez de impulsiva, é um ato de autocuidado.

O design consciente de tecnologia também é um aspecto crucial. Programas e dispositivos devem ser projetados não apenas para eficiência, mas também para promover o bem-estar. Isso inclui interfaces que minimizam distrações, notificações que respeitam o tempo do usuário e funcionalidades que incentivam pausas e reflexões. Empresas que adotam uma abordagem holística na criação de tecnologia não apenas atendem às necessidades dos consumidores, mas também contribuem para um mundo mais saudável e equilibrado.

A inteligência artificial, por exemplo, apresenta oportunidades significativas para o holismo quando usada com ética e propósito. Sistemas de IA podem ser programados para auxiliar em diagnósticos médicos, otimizar o consumo de energia em residências ou até mesmo apoiar práticas de autocuidado. No entanto, seu uso exige uma abordagem ética que respeite a privacidade e os direitos dos indivíduos, evitando a armadilha de transformar humanos em dados ou meros consumidores.

A sustentabilidade tecnológica também é uma preocupação central. A produção de dispositivos eletrônicos tem um impacto ambiental significativo, desde a mineração de materiais raros até o descarte inadequado de resíduos eletrônicos. O holismo na tecnologia incentiva práticas como o consumo consciente, o reparo em vez do descarte e a escolha de marcas comprometidas com a responsabilidade ambiental. Essa abordagem reflete a interconexão entre a tecnologia e os sistemas naturais, lembrando-nos de que cada escolha tem um impacto mais amplo.

A conexão social mediada pela tecnologia é outro campo de reflexão. Embora as redes sociais tenham criado novas formas de interação, elas muitas vezes promovem comparações, superficialidade e polarização. Usar essas plataformas de maneira holística significa priorizar conexões autênticas, compartilhar conteúdos que elevem e inspirem e cultivar um senso de comunidade real, mesmo em espaços virtuais. Isso requer uma intenção clara e uma disciplina para evitar armadilhas como a busca por validação externa ou o consumo passivo de informações.

O futuro do holismo na tecnologia também inclui a expansão de práticas imersivas, como realidade virtual e aumentada, que podem ser usadas para promover o bem-estar. Simulações que permitem aos usuários "caminhar" por florestas virtuais, praticar meditação em ambientes projetados para calma ou participar de experiências de aprendizado interativas têm o potencial de enriquecer a vida de maneiras significativas. No entanto, mesmo essas inovações devem ser equilibradas com experiências no mundo real, para que a tecnologia seja uma ponte, e não uma barreira, para a autenticidade.

Histórias de indivíduos que equilibraram a tecnologia de forma holística ilustram seu potencial. Um jovem empresário, ao perceber que passava horas preso às redes sociais, começou a implementar um período de "tela livre" todas as manhãs, substituindo-o por meditação e leitura. Ele relatou que essa mudança não apenas aumentou sua produtividade, mas também melhorou seu humor e suas relações. Uma família que adotou "noites sem tecnologia" descobriu que momentos de conversa, jogos de tabuleiro e refeições sem distrações fortaleceram seus laços e criaram memórias mais significativas.

O holismo na tecnologia nos desafia a olhar além da eficiência e do entretenimento. Ele nos convida a integrar essas ferramentas de forma que sirvam ao bem-estar individual e coletivo, honrando tanto o progresso quanto a essência humana. A tecnologia, quando usada com intenção, tem o poder de ampliar nosso potencial, mas exige que a abordemos com respeito, equilíbrio e responsabilidade.

Em última análise, a tecnologia é um reflexo de quem somos. Ao utilizá-la de maneira consciente, nos tornamos cocriadores de um mundo onde inovação e humanidade caminham lado a lado. Esse equilíbrio é o coração do holismo na tecnologia – uma expressão de nossa capacidade de evoluir sem perder de vista o que nos conecta ao essencial.

Capítulo 15
Cultivando Resiliência e Harmonia Interior

A resiliência é a capacidade de se adaptar e florescer diante das adversidades, uma habilidade essencial em um mundo repleto de mudanças rápidas e desafios inesperados. No contexto holístico, ela não é apenas uma reação aos obstáculos, mas uma qualidade cultivada por meio da conexão profunda com o corpo, a mente, as emoções e o espírito. O equilíbrio, por sua vez, é o estado de harmonia que nos permite enfrentar a vida com clareza e firmeza, mesmo em meio ao caos. Juntas, resiliência e equilíbrio formam os alicerces de uma vida consciente e integrada.

A base da resiliência está na autoconsciência. Quando estamos conectados a nós mesmos, podemos identificar nossas emoções, pensamentos e reações com maior clareza, reconhecendo padrões que nos fortalecem ou nos enfraquecem. Esse nível de presença nos permite responder aos desafios com intencionalidade, em vez de reagir impulsivamente. Práticas como a meditação mindfulness são fundamentais nesse processo, pois ensinam a observar os altos e baixos da vida sem apego ou resistência, desenvolvendo uma mente mais resiliente.

Outro componente crucial da resiliência é a autocompaixão. Muitas vezes, diante de dificuldades, somos nossos maiores críticos, o que intensifica o sofrimento e enfraquece nossa capacidade de superação. A autocompaixão nos convida a tratar a nós mesmos com a mesma gentileza e compreensão que ofereceríamos a um amigo. Isso não significa evitar responsabilidades ou negar falhas, mas reconhecê-las sem julgamento, aprendendo com elas e seguindo em frente com mais leveza. Afirmações como "Estou fazendo o melhor que posso" ou

"Tudo faz parte do meu aprendizado" podem ajudar a cultivar esse estado de aceitação.

O equilíbrio, por sua vez, exige uma abordagem integrada. Ele não é um estado estático, mas uma dança contínua entre as diferentes dimensões da vida: trabalho, relacionamentos, saúde e espiritualidade. Cada uma dessas áreas precisa de atenção e cuidado, e o desequilíbrio em uma delas afeta todo o sistema. Por exemplo, priorizar o trabalho em detrimento da saúde ou negligenciar os relacionamentos pode levar a um esgotamento físico e emocional. O equilíbrio é alcançado quando aprendemos a ajustar nossas prioridades e a ouvir as necessidades de cada parte de nosso ser.

A respiração consciente é uma prática poderosa para restaurar o equilíbrio. A respiração conecta corpo e mente, trazendo-nos de volta ao momento presente e ativando o sistema nervoso parassimpático, responsável pelo relaxamento. Técnicas simples, como a respiração diafragmática ou o uso de ritmos, como inspirar por quatro segundos, segurar por quatro e expirar por seis, podem ser incorporadas no dia a dia para trazer calma e clareza em momentos de tensão.

O corpo também desempenha um papel central no cultivo da resiliência e do equilíbrio. Exercícios regulares, como yoga, tai chi ou caminhadas ao ar livre, não apenas fortalecem o físico, mas também ajudam a liberar tensões acumuladas e a promover uma sensação de bem-estar. O movimento consciente nos reconecta à sabedoria do corpo, lembrando-nos de que ele é uma âncora em tempos de incerteza.

A nutrição equilibrada é outra peça importante do quebra-cabeça. Alimentos ricos em nutrientes não apenas sustentam o corpo, mas também influenciam diretamente nosso estado emocional e mental. A ciência já demonstrou que dietas ricas em frutas, vegetais, grãos integrais e gorduras saudáveis ajudam a regular o humor e a melhorar a capacidade de lidar com o estresse. Alimentos processados e ricos em açúcar, por outro lado, podem amplificar a ansiedade e dificultar a manutenção do equilíbrio.

No campo emocional, a resiliência é fortalecida pela habilidade de cultivar emoções positivas, como gratidão e esperança, mesmo em circunstâncias difíceis. Isso não significa ignorar ou suprimir emoções desafiadoras, mas encontrar maneiras de equilibrá-las com sentimentos que elevem a vibração. Manter um diário de gratidão, onde se anotam três coisas pelas quais se é grato diariamente, é uma prática simples, mas transformadora. Essa abordagem nos ensina a focar no que está indo bem, mesmo em tempos de crise.

A resiliência também é construída por meio de relacionamentos saudáveis. Conexões profundas e autênticas nos fornecem apoio emocional e nos lembram de que não estamos sozinhos. Buscar conselhos, compartilhar vulnerabilidades e oferecer ajuda a outros são formas de nutrir esses vínculos. Em momentos de adversidade, as redes de apoio se tornam um recurso valioso, proporcionando força e perspectiva.

Outro aspecto essencial é a prática do descanso consciente. Em um mundo que glorifica a produtividade, o descanso muitas vezes é visto como algo secundário. No entanto, o repouso é fundamental para o equilíbrio, permitindo que o corpo e a mente se recuperem e se renovem. Dormir o suficiente, praticar técnicas de relaxamento e reservar momentos para o ócio criativo são atos que sustentam a resiliência e previnem o esgotamento.

A espiritualidade, no contexto da resiliência, oferece uma perspectiva mais ampla sobre os desafios. Ver as dificuldades como parte de um propósito maior ou como oportunidades de aprendizado nos ajuda a enfrentá-las com mais coragem e serenidade. Práticas como oração, meditação contemplativa ou simplesmente passar tempo em silêncio com a intenção de se conectar com algo maior são formas de nutrir o espírito e encontrar significado em meio às adversidades.

Histórias de superação mostram como a resiliência e o equilíbrio podem transformar vidas. Um homem que perdeu tudo em um desastre natural encontrou forças para reconstruir sua vida ao focar no que podia controlar e aceitar ajuda de sua comunidade. Uma mulher que enfrentou uma doença crônica descobriu que práticas diárias de meditação e gratidão não apenas aliviaram seu sofrimento, mas também a conectaram a uma nova paixão por ajudar os outros.

A construção da resiliência e do equilíbrio é um processo contínuo. Não é algo que se atinge de uma vez por todas, mas uma habilidade que se desenvolve ao longo do tempo, com paciência e prática. Cada pequeno passo – seja uma respiração consciente, uma pausa para meditar ou um momento de gratidão – fortalece essa base, permitindo que enfrentemos a vida com mais graça e confiança.

Em última análise, a resiliência nos ensina que somos mais fortes do que imaginamos, enquanto o equilíbrio nos lembra de que essa força só floresce em harmonia. Juntos, eles nos guiam em direção a uma vida mais consciente, onde os desafios são oportunidades de crescimento e onde cada momento, por mais turbulento que seja, pode ser vivido com plenitude e presença.

Capítulo 16
A Jornada do Autoconhecimento

A jornada interior é o caminho mais desafiador e, ao mesmo tempo, mais recompensador que um ser humano pode percorrer. Diferentemente de uma viagem externa, onde os destinos são geográficos e as paisagens visíveis, essa jornada acontece no território sutil do autoconhecimento, onde as paisagens são emocionais, mentais e espirituais. É uma busca por respostas que não se encontram fora, mas dentro, revelando quem realmente somos além das máscaras, crenças e condicionamentos.

O ponto de partida para a jornada interior é a disposição de olhar para si mesmo com honestidade e coragem. Isso envolve confrontar medos, enfrentar sombras e reconhecer padrões que podem estar nos limitando. Não se trata de autopunição ou julgamento, mas de uma investigação profunda e compassiva de nossas motivações, emoções e escolhas. Esse ato de introspecção exige uma abertura para o desconhecido, pois muitas vezes encontramos aspectos de nós mesmos que preferiríamos evitar.

Uma ferramenta poderosa para essa jornada é a prática da escrita reflexiva. Colocar pensamentos e emoções no papel ajuda a dar forma ao que muitas vezes parece caótico ou confuso. Perguntas como "O que realmente desejo?", "Quais padrões estou repetindo?" e "O que preciso deixar ir?" podem guiar essa escrita, permitindo que insights surjam espontaneamente. Ao longo do tempo, esse processo revela temas recorrentes e oferece uma visão mais clara de quem somos e do que buscamos.

Outro recurso essencial na jornada interior é a meditação. Quando nos sentamos em silêncio, com atenção plena, começamos a observar os pensamentos e emoções que frequentemente passam despercebidos em nossa rotina. Essa prática nos ajuda a perceber que não somos nossos pensamentos ou sentimentos, mas a consciência que os observa. Esse reconhecimento traz uma liberdade profunda, pois nos permite desapegar de narrativas limitantes e cultivar uma conexão mais autêntica com nosso eu verdadeiro.

A terapia também pode ser uma aliada inestimável nesse processo. Um terapeuta qualificado oferece um espaço seguro para explorar traumas, crenças e padrões emocionais. Técnicas como a terapia cognitivo-comportamental, a análise transacional ou as constelações familiares ajudam a desvendar camadas profundas da psique, promovendo curas que muitas vezes são difíceis de alcançar sozinhos. Não há fraqueza em buscar apoio; pelo contrário, é um ato de força e autocuidado.

Ao longo da jornada interior, nos deparamos com crenças limitantes que moldam nossa percepção da realidade. Essas crenças muitas vezes surgem na infância ou em momentos de vulnerabilidade, sendo internalizadas como verdades absolutas. No entanto, quando as questionamos, percebemos que elas são apenas histórias que contamos a nós mesmos. Um exemplo comum é a crença de "não sou digno", que pode impactar relacionamentos, carreira e autoestima. Reescrever essas narrativas é um dos passos mais transformadores da jornada, permitindo que nos libertemos de limitações autoimpostas.

As emoções desempenham um papel central nessa exploração. Muitas vezes, carregamos mágoas, medos e culpas que não foram completamente processados. Reconhecer essas emoções e permitir que sejam expressas é fundamental para a cura. Técnicas como respiração consciente, terapia somática ou mesmo práticas artísticas, como pintura ou dança, ajudam a liberar essas energias estagnadas, restaurando o equilíbrio interno.

O autoconhecimento também envolve explorar nossos valores e propósito. Perguntar o que realmente importa para nós e como queremos contribuir para o mundo nos ajuda a alinhar nossas ações com nossa essência. Essa clareza nos permite tomar decisões mais conscientes e viver com maior autenticidade.

Muitas vezes, a jornada interior revela que nosso propósito não está em grandes gestos, mas em pequenas ações que refletem nossos valores mais profundos.

A natureza é um espelho poderoso durante a jornada interior. Passar tempo em silêncio em um bosque, à beira de um rio ou sob o céu estrelado nos conecta com algo maior do que nós mesmos. A imensidão da natureza nos lembra de nossa própria vastidão interior, enquanto seus ciclos nos ensinam sobre renovação e equilíbrio. Caminhar em silêncio na natureza, sem distrações, pode ser uma prática profundamente transformadora, ajudando a acalmar a mente e a acessar sabedorias que muitas vezes estão escondidas sob o ruído do cotidiano.

Os sonhos também são guias nessa jornada. Enquanto dormimos, nossa mente subconsciente processa emoções, memórias e questões não resolvidas. Manter um diário de sonhos e refletir sobre os símbolos e temas que surgem pode revelar mensagens importantes do nosso inconsciente. Muitas vezes, um sonho recorrente ou uma imagem simbólica contém insights profundos sobre desafios que enfrentamos ou passos que precisamos dar.

O perdão é outro aspecto crucial da jornada interior. Perdoar a si mesmo por erros passados e perdoar os outros por feridas sofridas não é um ato de fraqueza, mas de libertação. O perdão nos livra das correntes do ressentimento, permitindo que nossa energia flua livremente novamente. Isso não significa ignorar ou justificar o que aconteceu, mas sim escolher não carregar mais o peso emocional associado à experiência.

Ao longo dessa jornada, é importante lembrar que ela não tem um destino final. O autoconhecimento é um processo contínuo, uma espiral que nos leva cada vez mais fundo em nossa essência. Cada vez que enfrentamos um desafio ou alcançamos uma nova compreensão, nos aproximamos de uma versão mais autêntica e integrada de nós mesmos. Essa jornada não é sobre alcançar a perfeição, mas sobre abraçar nossa humanidade em toda a sua complexidade.

Histórias pessoais de transformação ilustram o poder dessa busca. Um homem que passou anos reprimindo suas emoções descobriu, ao explorar sua jornada interior, que sua raiva era uma camada protetora para uma tristeza mais profunda. Ao reconhecer e processar essa tristeza, ele encontrou uma paz que nunca havia experimentado antes. Uma mulher que sentia constante insatisfação em sua carreira percebeu, ao refletir sobre seus valores, que estava vivendo de acordo com expectativas alheias, e não as suas próprias. Esse insight a levou a fazer mudanças corajosas, alinhando sua vida com sua verdadeira paixão.

A jornada interior exige coragem, paciência e compaixão. Ela nos desafia a olhar para dentro com honestidade e a abraçar tanto nossas luzes quanto nossas sombras. Mas, ao fazer isso, descobrimos que o que buscamos fora sempre esteve dentro de nós. Esse retorno à nossa essência é, em última análise, a maior realização de todas, pois nos permite viver com autenticidade, propósito e conexão.

Capítulo 17
Frequências e Vibrações
Alinhamento Energético

Tudo no universo vibra. Desde o som de uma corda em um instrumento musical até as partículas que compõem a matéria, a vibração é a essência fundamental da existência. No contexto holístico, entender vibrações e frequências significa reconhecer que somos parte desse fluxo universal e que nossa saúde, emoções e bem-estar estão diretamente ligados à harmonia desse movimento energético. Ao compreender e trabalhar conscientemente com vibrações, o ser holístico encontra um caminho para equilíbrio, cura e transformação.

A ciência já validou que cada elemento possui uma frequência vibracional específica. Desde os átomos que compõem nossos corpos até a luz e o som que nos cercam, tudo é energia em movimento. Nossos corpos não são exceção. Cada célula, tecido e órgão possui uma frequência natural, que pode ser influenciada por fatores internos, como pensamentos e emoções, e externos, como o ambiente e a música. Quando essas frequências estão em harmonia, experimentamos saúde e bem-estar. Quando estão desequilibradas, podem surgir disfunções físicas e emocionais.

As emoções, por exemplo, carregam diferentes vibrações. Sentimentos como amor, gratidão e alegria vibram em frequências altas, enquanto emoções como medo, raiva e tristeza estão associadas a frequências mais baixas. Isso não significa que emoções "baixas" sejam negativas ou devessem ser evitadas, elas fazem parte da experiência humana. No entanto, é importante reconhecê-las e transformá-las de maneira saudável, para evitar que criem bloqueios energéticos que interferem na harmonia geral.

Uma das maneiras mais acessíveis de trabalhar com vibrações é por meio do som. Desde tempos ancestrais, diferentes culturas utilizam instrumentos como tambores, sinos e tigelas tibetanas para harmonizar energias. Essas práticas se baseiam no princípio da ressonância, onde uma frequência pode influenciar outra. Ao ouvir sons harmônicos, nosso corpo e mente tendem a se ajustar a essas vibrações, promovendo equilíbrio. Tigelas de cristal, por exemplo, produzem tons que ressoam com os chakras, ajudando a liberar bloqueios e restaurar o fluxo energético.

A música é uma outra expressão poderosa das vibrações. Canções com melodias suaves e ritmos equilibrados têm a capacidade de acalmar a mente e reduzir o estresse, enquanto músicas mais intensas podem energizar e motivar. Estudos mostram que a musicoterapia é eficaz no tratamento de condições como depressão, ansiedade e dores crônicas, pois trabalha diretamente com as frequências cerebrais e a liberação de hormônios como a endorfina. Escolher conscientemente a música que ouvimos é uma forma simples, mas impactante, de alinhar nossas vibrações.

A prática do *chanting* – o canto de mantras ou sons específicos – também é uma ferramenta poderosa no ajuste vibracional. Mantras como "Om", considerados sagrados em tradições como o hinduísmo e o budismo, ressoam com as frequências do universo, ajudando a mente a se alinhar com estados elevados de consciência. O ato de vocalizar um mantra cria uma ressonância que não apenas acalma o sistema nervoso, mas também eleva a energia espiritual do praticante.

A respiração é outra ponte para o trabalho com frequências. Técnicas como a respiração rítmica, em que inspiramos e expiramos em padrões específicos, influenciam diretamente nossas ondas cerebrais e a energia vibracional do corpo. Práticas como o Pranayama, na tradição yogue, ensinam a controlar o fluxo de energia vital (*prana*) por meio da respiração, ajustando a vibração interna para promover calma, clareza e vitalidade.

Os cristais também desempenham um papel importante no alinhamento de frequências. Cada cristal possui uma vibração única, que interage com o campo energético humano. Por exemplo, o quartzo claro é conhecido por amplificar intenções e equilibrar energias, enquanto a ametista auxilia na elevação espiritual e no alívio de tensões. Colocar cristais em pontos específicos do corpo, como os chakras, ou utilizá-los em meditações é uma prática comum para ajustar e harmonizar frequências.

A frequência Schumann, também conhecida como "batimento cardíaco da Terra", é um exemplo fascinante da conexão entre vibrações e nosso bem-estar. Essa frequência, medida em cerca de 7,83 Hz, é considerada a vibração natural do planeta e está em ressonância com as ondas cerebrais humanas em estados relaxados, como durante a meditação ou o sono profundo. Estudos indicam que se reconectar com essa frequência, por meio do contato com a natureza ou práticas específicas, promove um estado de equilíbrio e renovação.

Além do som e dos cristais, as cores também têm frequências que afetam nosso campo energético. A cromoterapia utiliza essas vibrações para equilibrar emoções e promover cura. O vermelho, por exemplo, é uma cor vibracionalmente alta que estimula a vitalidade e a energia física, enquanto o azul é calmante e associado à serenidade. Incorporar cores em roupas, ambientes ou meditações visuais é uma maneira eficaz de ajustar nosso estado vibracional.

As interações com outras pessoas também influenciam nossas vibrações. Já foi dito que "somos a média das cinco pessoas com quem mais convivemos", e isso se aplica também às energias que absorvemos. Estar cercado por pessoas que emanam gratidão, alegria e autenticidade eleva nossa frequência, enquanto ambientes carregados de negatividade podem drená-la. Praticar limites saudáveis e, quando necessário, realizar limpezas energéticas, como banhos de ervas ou práticas de visualização, é essencial para manter nosso campo vibracional equilibrado.

A ciência das frequências não é apenas uma teoria; ela é prática e acessível. Uma mulher que sofria de insônia crônica encontrou alívio ao incorporar sons de 432 Hz em sua rotina noturna, uma frequência conhecida por induzir relaxamento e promover o sono. Um homem que enfrentava altos níveis de estresse começou a usar cristais de quartzo durante suas meditações e relatou uma sensação renovada de clareza e foco. Esses exemplos mostram que, ao ajustar conscientemente nossas vibrações, podemos transformar não apenas nosso estado interno, mas também a maneira como interagimos com o mundo.

A consciência vibracional também nos conecta com algo maior. Quando ajustamos nossas frequências internas, entramos em ressonância com as vibrações universais, criando um estado de fluxo onde as oportunidades, as conexões e os insights parecem surgir naturalmente. Esse alinhamento nos lembra que somos parte de um todo maior, onde cada pensamento, emoção e ação tem impacto no campo energético global.

Em última análise, compreender e trabalhar com vibrações e frequências é um convite para viver de forma mais consciente e harmônica. É reconhecer que, ao ajustar nossa energia, ajustamos também o mundo ao nosso redor. Essa jornada vibracional não apenas nos conecta com nossa essência, mas também nos alinha com o ritmo natural do universo, onde a verdadeira paz e equilíbrio podem ser encontrados.

Capítulo 18
A Conexão entre Ciência e Holismo

A ciência e o holismo, por muito tempo vistos como abordagens opostas, estão gradualmente convergindo em um diálogo que une racionalidade e intuição, lógica e espiritualidade. Enquanto a ciência busca compreender os mecanismos do universo por meio de observações empíricas e experimentos, o holismo examina as interconexões que permeiam a vida, considerando o todo como maior que a soma de suas partes. Essa integração não apenas valida práticas ancestrais, mas também abre novas portas para entender como corpo, mente e espírito interagem em harmonia.

A base científica do holismo tem ganhado força em áreas como a neurociência, a física quântica e a psicologia, onde descobertas desafiam paradigmas tradicionais e oferecem insights sobre a natureza interconectada da realidade. Um exemplo marcante é o campo da epigenética, que demonstra que fatores ambientais, como alimentação, emoções e estilo de vida, podem influenciar a expressão genética. Essa descoberta reforça o princípio holístico de que escolhas cotidianas afetam profundamente nossa saúde e bem-estar.

Na neurociência, a plasticidade cerebral – a capacidade do cérebro de se reconfigurar ao longo da vida – confirma o impacto de práticas como meditação e mindfulness. Estudos mostram que essas práticas não apenas reduzem o estresse e a ansiedade, mas também promovem alterações estruturais no cérebro, fortalecendo áreas associadas à empatia, ao foco e ao equilíbrio emocional. Isso valida a sabedoria ancestral de tradições meditativas, que há milênios reconhecem a importância de silenciar a mente para acessar estados mais elevados de consciência.

A física quântica, por sua vez, oferece um terreno fértil para explorar os princípios holísticos. Experimentos como o entrelaçamento quântico, onde partículas separadas por grandes distâncias permanecem conectadas de forma instantânea, ecoam a ideia de interconexão universal. Essa noção desafia a visão mecanicista do mundo e sugere que o universo é composto por campos de energia interligados, nos quais tudo e todos estão conectados. Essa visão ressoa com tradições espirituais que sempre enxergaram a realidade como uma teia interdependente.

A psicologia transpessoal, um ramo que integra aspectos espirituais na compreensão da mente humana, também é um exemplo de como ciência e holismo podem caminhar juntos. Essa abordagem explora experiências que transcendem o ego, como estados de meditação profunda, sonhos lúcidos e conexões espirituais. Ela reconhece que o bem-estar não se limita ao corpo e à mente, mas inclui dimensões mais sutis, ligadas ao propósito e à transcendência.

No campo da saúde, práticas como yoga, acupuntura e Reiki, muitas vezes classificadas como alternativas, estão sendo cada vez mais estudadas e integradas em sistemas médicos convencionais. A acupuntura, por exemplo, foi reconhecida pela Organização Mundial da Saúde (OMS) por sua eficácia no tratamento de dores crônicas, ansiedade e insônia. Pesquisas revelam que essa prática estimula a liberação de neurotransmissores, como endorfinas, e regula o fluxo energético no corpo, alinhando-se ao modelo holístico de cura.

A meditação, anteriormente associada exclusivamente a tradições espirituais, tornou-se um campo de intenso estudo científico. Um exemplo notável é a pesquisa sobre a resposta de relaxamento, um estado fisiológico induzido pela meditação que reduz a pressão arterial, desacelera a respiração e promove um profundo senso de calma. Esses efeitos são medidos em laboratórios, provando que práticas contemplativas têm benefícios tangíveis, tanto físicos quanto mentais.

Outra área fascinante é a utilização de frequências e vibrações no tratamento de condições de saúde. A terapia por som, que utiliza frequências específicas para promover equilíbrio e cura, está sendo explorada em contextos médicos, como na recuperação de pacientes com transtorno de estresse pós-traumático. Estudos indicam que certas frequências ajudam a regular as ondas cerebrais, criando estados de relaxamento e foco, alinhando-se aos princípios holísticos de que o som e a energia podem restaurar o equilíbrio interno.

A ciência também está aprofundando nossa compreensão sobre a conexão entre emoções e saúde física. O estudo da psiconeuroimunologia, por exemplo, investiga como pensamentos e emoções afetam o sistema imunológico. Pesquisas mostram que emoções positivas, como alegria e gratidão, fortalecem a imunidade, enquanto o estresse e a raiva prolongados podem enfraquecê-la. Esses achados reforçam a necessidade de abordagens integradas que considerem tanto o bem-estar emocional quanto o físico.

Além disso, a ciência moderna começa a validar práticas de sustentabilidade holística que integram o bem-estar humano e ambiental. Métodos como a agricultura regenerativa, que imitam os ciclos naturais para restaurar a saúde do solo, não apenas melhoram a qualidade dos alimentos, mas também reduzem o impacto ambiental. Esses princípios espelham sabedorias ancestrais, que sempre viram a terra como um organismo vivo e interdependente.

No campo da consciência, avanços em tecnologias como a ressonância magnética funcional (fMRI) estão permitindo que cientistas observem os estados de meditação profunda e suas correlações neurais. Essas imagens revelam que, durante a meditação, certas áreas do cérebro, como o córtex pré-frontal, associado à atenção e à empatia, tornam-se mais ativas, enquanto a amígdala, ligada ao medo e ao estresse, é desacelerada. Isso demonstra, em termos concretos, os benefícios das práticas espirituais na estrutura e na função cerebral.

Apesar dessas convergências, é importante reconhecer que a ciência e o holismo têm abordagens distintas. A ciência busca explicar, mensurar e replicar, enquanto o holismo muitas vezes lida com o que é experiencial e subjetivo. Essa diferença, no entanto, não é um obstáculo, mas uma oportunidade de complementaridade. Juntas, ciência e holismo podem criar um modelo mais rico e integrado de compreensão da vida e do universo.

Histórias de pacientes que combinaram tratamentos médicos convencionais com práticas holísticas ilustram o poder dessa integração. Um homem que enfrentava um diagnóstico de câncer encontrou na meditação e no Reiki não apenas alívio para os efeitos colaterais do tratamento, mas também uma força emocional renovada para enfrentar o desafio. Uma mulher que sofria de ansiedade crônica descobriu que, ao unir a psicoterapia tradicional com práticas como yoga e terapia sonora, alcançou um nível de equilíbrio que nunca havia experimentado.

A ciência e o holismo não precisam competir, mas sim colaborar. A ciência traz rigor e evidências para práticas muitas vezes consideradas místicas, enquanto o holismo oferece uma visão ampliada que vai além dos dados para incluir a experiência subjetiva, o propósito e a interconexão. Essa integração não apenas transforma nosso entendimento, mas também nos oferece ferramentas práticas para viver de forma mais plena e consciente.

Em última análise, a fusão de ciência e holismo nos lembra que somos seres multifacetados, vivendo em um universo onde o visível e o invisível, o mensurável e o intangível, coexistem em harmonia. Essa união nos convida a explorar a vida com mente aberta e coração receptivo, equilibrando o conhecimento racional com a sabedoria intuitiva, para criar um futuro mais consciente e integrado.

Capítulo 19
Reconectando-se com a Sabedoria da Natureza

A natureza é o berço da vida e a fonte de equilíbrio para o corpo, a mente e o espírito. Em sua vastidão e simplicidade, ela oferece uma sabedoria silenciosa, que nos ensina sobre ciclos, interdependência e renovação. O ser holístico reconhece essa conexão intrínseca, entendendo que a separação entre humano e ambiente é ilusória. Somos parte do grande tecido da existência, e retornar à natureza é, em última análise, retornar a nós mesmos.

No ritmo acelerado do mundo moderno, muitos se desconectaram dessa relação essencial. As cidades e suas estruturas nos envolvem com concreto, tecnologia e demandas incessantes, criando uma barreira entre o ser humano e o mundo natural. No entanto, estudos demonstram que apenas alguns minutos em contato com a natureza são suficientes para reduzir o estresse, melhorar o humor e restaurar a clareza mental. Esse fenômeno, conhecido como efeito restaurador da natureza, reforça a importância de cultivar essa conexão em nossa rotina.

Práticas como os banhos de floresta, originados no Japão e conhecidos como *shinrin-yoku*, são uma expressão dessa reconexão. Essa técnica envolve caminhar lentamente por florestas ou parques, absorvendo os sons, cheiros e vistas do ambiente. Não se trata de exercício físico, mas de uma imersão sensorial que reduz a pressão arterial, melhora a imunidade e promove um estado de relaxamento profundo. Ao integrar essa prática em nossas vidas, redescobrimos a capacidade de desacelerar e estar presentes.

A jardinagem terapêutica é outra maneira de se reconectar com a natureza. Plantar, cuidar e colher ensinam paciência, responsabilidade e gratidão. Para muitos, trabalhar na terra não é apenas um ato físico, mas também um ritual espiritual. A jardinagem pode ser especialmente poderosa em ambientes urbanos, onde pequenos espaços verdes, como hortas em varandas ou jardins comunitários, trazem um senso de vitalidade e pertencimento.

A conexão com a natureza também pode ser nutrida por meio da observação dos ciclos naturais. As fases da lua, as mudanças das estações e os ritmos do dia e da noite oferecem uma lembrança de que tudo está em constante movimento, e que somos parte desse fluxo. Celebrar esses ciclos, seja por meio de rituais simples como acender uma vela em noites de lua cheia ou plantar sementes na primavera, nos ajuda a alinhar nossas vidas com o ritmo da Terra.

O contato direto com os elementos – terra, água, fogo e ar – também é uma prática holística fundamental. Caminhar descalço na grama ou na areia, conhecido como *earthing*, ajuda a equilibrar o sistema energético do corpo, absorvendo a energia natural da terra. Mergulhar em rios, lagos ou no mar tem um efeito purificador, enquanto contemplar uma fogueira ou sentir o vento no rosto evoca uma sensação de renovação e inspiração. Esses gestos simples, mas significativos, reforçam nossa conexão com os alicerces da vida.

O som da natureza também desempenha um papel importante na harmonização do ser. O canto dos pássaros, o som das ondas ou o sussurrar das folhas ao vento têm um impacto positivo no sistema nervoso, induzindo um estado de calma. Pesquisas mostram que ouvir sons naturais regula a respiração e reduz a produção de cortisol, o hormônio do estresse. Integrar esses sons, seja em ambientes naturais ou por meio de gravações, é uma maneira eficaz de trazer um pouco da natureza para o cotidiano.

A conexão com a natureza não é apenas uma questão de bem-estar individual, mas também de responsabilidade coletiva. Cuidar do meio ambiente é uma extensão do cuidado consigo mesmo. Quando protegemos florestas, rios e animais, estamos preservando a saúde do planeta e, consequentemente, a nossa. Práticas como reciclagem, consumo consciente e redução do desperdício são maneiras práticas de honrar essa interdependência.

A espiritualidade holística também encontra na natureza uma aliada poderosa. Muitos acreditam que árvores, montanhas e corpos d'água têm uma energia sagrada que pode ser sentida e absorvida. Em tradições indígenas, por exemplo, árvores são vistas como guardiãs de sabedoria, enquanto rios são considerados caminhos de cura. Passar tempo nesses espaços com intenção e reverência nos conecta a uma sabedoria ancestral que transcende palavras.

A natureza também é um espelho para a jornada interior. Seus ciclos de renovação nos lembram de que, assim como a terra descansa no inverno e floresce na primavera, nós também precisamos de tempos de pausa e regeneração. Um carvalho que cresce lentamente, uma flor que desabrocha ao seu tempo ou um rio que encontra seu caminho ao redor dos obstáculos nos ensinam sobre resiliência, paciência e adaptação. Observar esses processos nos inspira a abraçar nossos próprios ciclos de crescimento e transformação.

Histórias de pessoas que transformaram suas vidas ao se reconectar com a natureza ilustram seu poder curativo. Um homem que sofria de ansiedade severa encontrou paz ao passar uma hora por dia em um parque local, enquanto uma mulher que lidava com luto profundo descobriu força ao plantar e cuidar de um jardim em homenagem a seu ente querido. Esses relatos mostram que a natureza, em sua simplicidade, tem a capacidade de restaurar o que está fragmentado.

Integrar essa conexão em nosso dia a dia não exige grandes mudanças. Pode ser tão simples quanto caminhar em um parque, cultivar uma planta em casa ou observar o céu ao entardecer. Esses momentos, embora breves, nos lembram de nossa essência e recarregam nosso espírito. Eles nos ensinam que a natureza não está separada de nós; ela é parte de quem somos.

Ao final, a conexão com a natureza é um chamado para retornar àquilo que é essencial. Ela nos convida a desacelerar, a respirar e a lembrar que fazemos parte de um todo maior. Ao ouvir o sussurro das árvores, sentir o calor do sol ou caminhar sob a chuva, somos lembrados de que, apesar das complexidades da vida moderna, a simplicidade e a beleza da natureza estão sempre disponíveis, oferecendo cura, inspiração e um senso profundo de pertencimento.

Capítulo 20
O Som como Ferramenta de Cura

O som é uma das formas mais antigas e poderosas de cura. Ele não apenas permeia a vida cotidiana, mas também penetra profundamente nos níveis físico, emocional e espiritual. Para o ser holístico, o som não é apenas um fenômeno auditivo, mas uma frequência vibracional que interage com o corpo e a mente, restaurando equilíbrio e promovendo bem-estar. A cura pelo som nos convida a ouvir além das palavras, a sentir a ressonância e a nos alinhar com as harmonias naturais do universo.

Desde tempos remotos, culturas ao redor do mundo utilizaram o som como uma ferramenta de cura e transformação. Civilizações antigas, como os egípcios e os gregos, empregavam músicas e cânticos para tratar desequilíbrios físicos e emocionais. No Tibete, os monges ainda utilizam tigelas de canto para meditação e cura energética, enquanto as tradições xamânicas incorporam tambores e maracas para induzir estados alterados de consciência. Essas práticas ancestrais reconhecem que o som é mais do que uma experiência auditiva – é uma energia que pode penetrar e reequilibrar os campos sutis do ser humano.

No contexto holístico, o som é entendido como uma vibração que ressoa em diferentes níveis do corpo. Cada órgão, célula e sistema possui uma frequência natural, e quando essa frequência é interrompida – seja por estresse, doença ou emoções reprimidas – o corpo entra em desarmonia. A cura pelo som trabalha para restaurar essas frequências naturais, permitindo que o corpo retorne ao seu estado de equilíbrio. Essa abordagem é frequentemente chamada de "ressonância harmônica".

Um exemplo poderoso de cura pelo som são as tigelas tibetanas e de cristal. Essas tigelas produzem sons ricos e ressonantes que interagem com o sistema energético humano. Quando tocadas ou friccionadas, criam uma série de frequências que podem alinhar os chakras, aliviar tensões e promover um estado de relaxamento profundo. Durante uma sessão de terapia sonora, as vibrações das tigelas são percebidas não apenas pelos ouvidos, mas também pelo corpo, que responde ressonando com as frequências harmônicas.

Outra prática amplamente reconhecida é o uso de mantras. O canto de mantras, como "Om", não apenas acalma a mente, mas também cria vibrações específicas que se propagam pelo corpo, limpando bloqueios e elevando a energia. Estudos científicos indicam que a repetição de mantras pode reduzir a atividade da amígdala, a parte do cérebro responsável pelo medo e pelo estresse, promovendo uma sensação de paz e equilíbrio.

As frequências sonoras específicas, conhecidas como frequências solfeggio, também são utilizadas na cura pelo som. Cada uma dessas frequências é associada a um benefício particular. Por exemplo, a frequência de 528 Hz é conhecida como a "frequência do amor", promovendo regeneração celular e equilíbrio emocional, enquanto 396 Hz ajuda a liberar medos e traumas. Essas frequências podem ser integradas em meditações ou ouvidas passivamente, permitindo que suas ressonâncias interajam com o corpo e a mente.

A terapia por som também explora o impacto das ondas cerebrais no bem-estar. Técnicas como batidas binaurais utilizam frequências específicas para sincronizar as ondas cerebrais e induzir estados de relaxamento ou foco. Quando sons ligeiramente diferentes são emitidos em cada ouvido, o cérebro cria uma terceira frequência – a batida binaural – que influencia diretamente os estados mentais. Esses sons têm sido amplamente utilizados para reduzir a ansiedade, melhorar o sono e aumentar a concentração.

Instrumentos como tambores xamânicos e gongs também desempenham um papel importante na cura pelo som. Os tambores, por exemplo, criam ritmos que induzem estados de meditação profunda, conhecidos como "estados xamânicos de consciência". Esses estados permitem ao praticante acessar níveis mais profundos do subconsciente, onde traumas e bloqueios podem ser identificados e transformados. O som do gong, por sua vez, cria uma parede vibracional que envolve o corpo, ajudando a liberar tensões acumuladas e promovendo clareza mental.

No nível emocional, a cura pelo som atua como um catalisador para a liberação de sentimentos reprimidos. Muitas vezes, experiências traumáticas ou emoções não processadas ficam armazenadas no corpo como tensões ou bloqueios energéticos. O som, ao penetrar nesses níveis, libera essas energias estagnadas, permitindo que o fluxo natural da vida seja restaurado. A experiência pode ser intensa, mas profundamente transformadora, trazendo alívio e clareza.

O impacto do som na saúde física também está sendo amplamente estudado pela ciência. Pesquisas mostram que a exposição a determinadas frequências pode acelerar a cicatrização, reduzir dores crônicas e melhorar a função imunológica. A vibração sonora estimula o fluxo sanguíneo e a liberação de neurotransmissores como endorfinas, criando um ambiente interno mais propício à cura.

Além das práticas tradicionais, o som pode ser integrado ao cotidiano de maneiras simples e eficazes. Ouvir música calma antes de dormir, utilizar sons naturais como o canto dos pássaros ou a chuva para meditar, ou simplesmente cantar ou tocar um instrumento são formas de trazer a cura pelo som para a rotina. Esses gestos aparentemente modestos têm um impacto profundo na qualidade de vida, pois ajudam a reequilibrar o sistema nervoso e a alinhar a energia interna.

Histórias de transformação pessoal ilustram o poder do som. Uma mulher que sofria de dores crônicas encontrou alívio por meio de sessões regulares com tigelas de cristal, enquanto um homem que enfrentava ansiedade severa descobriu na prática de canto de mantras uma maneira de acalmar a mente e recuperar a confiança. Essas experiências mostram que o som não é apenas uma ferramenta de cura, mas também uma ponte para a reconexão com a essência.

    A cura pelo som, em última análise, nos lembra que somos seres vibracionais, imersos em um universo de frequências. Ao trabalhar conscientemente com essas vibrações, não apenas restauramos o equilíbrio interno, mas também nos sintonizamos com as harmonias naturais que sustentam toda a vida. Essa prática nos convida a ouvir, a sentir e a ressoar com o que há de mais elevado em nós mesmos e no universo, criando um estado de unidade e plenitude que transcende as limitações do mundo material.

Capítulo 21
Gratidão
O Caminho para a Abundância

A gratidão é uma força transformadora. Embora muitas vezes percebida como um simples ato de agradecer, ela carrega uma energia capaz de alterar estados emocionais, transformar perspectivas e alinhar nossas vibrações com frequências mais elevadas. No contexto holístico, a gratidão transcende o reconhecimento de eventos ou conquistas externas, tornando-se uma prática espiritual que conecta o indivíduo ao fluxo abundante da vida.

A prática da gratidão começa com o reconhecimento consciente do que já está presente. Em um mundo muitas vezes focado no que falta, a gratidão nos convida a mudar o foco para o que temos. Esse simples ato de redirecionar a atenção traz uma transformação imediata na maneira como experimentamos a vida. Estudos científicos mostram que a prática regular de gratidão reduz os níveis de estresse, melhora o sono e fortalece o sistema imunológico. Além disso, promove a liberação de neurotransmissores como dopamina e serotonina, que estão associados ao bem-estar e à felicidade.

A gratidão, no entanto, não se limita a momentos de alegria ou sucesso. Ela se expande de maneira mais profunda quando é aplicada a desafios e dificuldades. Encarar obstáculos como oportunidades de aprendizado e crescimento é um ato de coragem e sabedoria. Embora não seja fácil ser grato durante momentos de dor, essa perspectiva transforma o sofrimento em um catalisador para a evolução. Praticantes de espiritualidade holística frequentemente relatam que, ao expressar gratidão mesmo nas situações mais difíceis, conseguem encontrar forças que antes pareciam inalcançáveis.

Uma maneira prática de cultivar a gratidão é manter um diário de gratidão. Reservar alguns minutos por dia para listar três coisas pelas quais você é grato ajuda a treinar a mente para identificar aspectos positivos, mesmo em meio à rotina. Esses itens podem variar de eventos grandiosos, como uma conquista no trabalho, a pequenas belezas cotidianas, como o calor do sol em sua pele ou o sorriso de um amigo. Com o tempo, essa prática reconfigura o cérebro, fortalecendo a tendência de focar no que é bom e positivo.

Outra ferramenta poderosa é a meditação focada na gratidão. Durante essa prática, o indivíduo visualiza momentos, pessoas ou aspectos de sua vida que despertam sentimentos de gratidão, permitindo que essas emoções se expandam e preencham seu campo energético. Essa técnica não apenas promove relaxamento, mas também eleva a vibração pessoal, criando um estado de receptividade para novas bênçãos.

A gratidão também tem um impacto profundo nos relacionamentos. Quando expressamos sinceramente gratidão aos outros, criamos um campo de energia que fortalece os laços e promove empatia. Dizer "obrigado" com intenção verdadeira é mais do que uma formalidade; é uma forma de reconhecer o valor do outro e de suas ações. Relacionamentos baseados em gratidão tendem a ser mais harmoniosos e resilientes, pois ambos os lados se sentem vistos e apreciados.

Além das relações interpessoais, a gratidão também pode ser aplicada à relação com a natureza. Apreciar a abundância que o planeta nos oferece – como o ar que respiramos, a água que bebemos e os alimentos que consumimos – cultiva um senso de interdependência e respeito. Essa prática nos incentiva a adotar comportamentos mais sustentáveis, como reduzir o desperdício e proteger os recursos naturais, em reconhecimento ao papel vital que a Terra desempenha em nossas vidas.

A gratidão também influencia nossa conexão espiritual. Muitas tradições consideram a gratidão uma ponte para o divino, uma maneira de alinhar-se com a energia universal. Ao agradecer pelas bênçãos recebidas, afirmamos nossa fé no fluxo abundante do universo. Isso não significa negar as dificuldades, mas reconhecer que, em meio aos desafios, há lições e presentes ocultos. Essa abordagem fortalece a confiança e a entrega, permitindo que enfrentemos a vida com mais serenidade e equilíbrio.

O poder da gratidão se expande quando é compartilhado com a comunidade. Atos de generosidade, como doar tempo, recursos ou atenção, são expressões práticas de gratidão. Eles não apenas beneficiam os outros, mas também criam um ciclo de energia positiva que retorna ao doador de maneiras inesperadas. Esse fluxo contínuo reflete o princípio holístico de interconexão: ao nutrir o coletivo, também nutrimos a nós mesmos.

Histórias de transformação mostram como a prática da gratidão pode mudar vidas. Um homem que enfrentava a perda de um emprego encontrou força ao começar a listar as pequenas coisas pelas quais era grato diariamente, o que o levou a descobrir uma nova carreira alinhada com seus valores. Uma mulher que superou uma doença grave relatou que, ao agradecer pelo apoio recebido de amigos e familiares, percebeu uma profunda mudança em sua energia, o que acelerou sua recuperação.

A prática da gratidão não exige perfeição ou esforço extraordinário. Ela se encontra em gestos simples, como apreciar um momento de silêncio, expressar agradecimento a um estranho ou reconhecer o presente de estar vivo. Cada pequeno ato de gratidão é como uma semente plantada, que cresce e floresce, transformando o solo de nossas vidas em um jardim de possibilidades e abundância.

Em última análise, o poder da gratidão reside em sua capacidade de nos conectar com o presente, de abrir nossos corações para a abundância ao nosso redor e de nos alinhar com as forças universais que sustentam a vida. Ao cultivar a gratidão, descobrimos que não precisamos esperar por momentos perfeitos para nos sentirmos completos; a beleza e a plenitude já estão presentes, aguardando apenas nosso reconhecimento. Essa prática nos convida a viver com mais alegria, humildade e presença, transformando cada dia em uma celebração da vida.

Capítulo 22
Ritmos e Ciclos
Sincronia com a Vida

A vida é regida por ritmos e ciclos. Desde os batimentos cardíacos e os ciclos respiratórios até as estações do ano e as fases da lua, tudo no universo segue um fluxo contínuo de movimento, pausa e renovação. Para o ser holístico, reconhecer e alinhar-se com esses ritmos é essencial para alcançar equilíbrio e harmonia. Quando vivemos em sintonia com esses ciclos, tanto internos quanto externos, nos tornamos mais conscientes de nossa interconexão com o mundo ao nosso redor.

Os ritmos naturais, como o ciclo dia-noite, são os mais óbvios e nos afetam profundamente. O corpo humano está biologicamente sincronizado com esses ciclos por meio do ritmo circadiano, que regula funções como sono, metabolismo e produção hormonal. Desrespeitar esse ritmo – por exemplo, ao dormir irregularmente ou ficar exposto à luz artificial durante a noite – pode causar desequilíbrios físicos e emocionais. Honrar o ritmo circadiano, por meio de práticas como manter horários regulares para dormir e acordar e minimizar o uso de dispositivos eletrônicos antes de dormir, ajuda a restaurar a saúde e a vitalidade.

Além do ciclo diário, os ciclos lunares têm um impacto sutil, mas significativo, na energia humana. A lua, com suas fases crescentes, cheias, minguantes e novas, reflete diferentes qualidades de energia que podem ser aproveitadas. Durante a lua nova, por exemplo, a energia é propícia para plantar intenções e começar novos projetos, enquanto a lua cheia é um momento de culminação e celebração. A lua minguante, por sua vez, favorece a liberação do que não serve mais. Conectar-se conscientemente a esses ciclos, seja por meio de rituais simples ou reflexões, é uma maneira poderosa de alinhar-se ao fluxo natural do universo.

As estações do ano também oferecem uma oportunidade de alinhamento. Cada estação traz consigo uma energia única e um conjunto de lições. A primavera simboliza renascimento e novos começos, enquanto o verão é associado à expansão, vitalidade e expressão plena. O outono nos convida a refletir e soltar o que não é mais necessário, enquanto o inverno é uma época de introspecção e descanso. Incorporar essas qualidades sazonais em nossas rotinas – como plantar novos projetos na primavera ou dedicar mais tempo ao descanso no inverno – nos ajuda a fluir com os ritmos naturais em vez de resistir a eles.

Os ciclos femininos, como o ciclo menstrual, também são uma expressão de ritmos internos que refletem a natureza cíclica da vida. Tradicionalmente, esses ciclos eram vistos como sagrados, simbolizando criação, transformação e renovação. Cada fase do ciclo menstrual – menstrual, folicular, ovulatória e lútea – está associada a diferentes níveis de energia, criatividade e introspecção. Reconhecer e honrar esses ritmos pode ajudar mulheres a equilibrar seus corpos e a viver de forma mais alinhada com sua energia natural.

A respiração, embora muitas vezes negligenciada, é um dos ritmos mais fundamentais da vida. Cada inspiração e expiração carrega um ciclo completo de receber e liberar. Técnicas como respiração consciente ou *pranayama* nos convidam a explorar esse ritmo interno e a utilizá-lo como uma ferramenta para acalmar a mente, aumentar a energia ou entrar em estados meditativos. Quando respiramos de maneira ritmada e profunda, harmonizamos o corpo e a mente com os fluxos sutis da energia vital.

A música e a dança são expressões vibrantes de ritmos naturais. Ao mover o corpo ao som de uma batida ou melodia, sintonizamos nossos movimentos com os padrões rítmicos que ecoam na vida. A dança, em particular, é uma prática que nos reconecta aos ciclos de expressão e renovação, permitindo que a energia flua livremente. Isso é especialmente evidente em danças tradicionais, muitas vezes usadas em rituais para celebrar mudanças sazonais ou para honrar momentos de transição na vida.

Os ritmos e ciclos também se manifestam em nossos padrões emocionais e mentais. Há períodos de alta criatividade, seguidos por fases de descanso e reflexão. No entanto, a sociedade moderna frequentemente pressiona para que mantenhamos um ritmo constante de produtividade, ignorando essas oscilações naturais. Honrar nossos próprios ciclos de energia, permitindo momentos de pausa e renovação, é um ato de autocuidado que sustenta a resiliência e a saúde mental.

A agricultura ancestral é um exemplo inspirador de como os ciclos naturais eram honrados e incorporados à vida cotidiana. As colheitas seguiam os ritmos das estações, respeitando o tempo necessário para que a terra descansasse e se regenerasse. Hoje, práticas como a agricultura biodinâmica buscam resgatar essa conexão com os ciclos naturais, mostrando que alinhar-se com o ritmo da natureza promove não apenas colheitas abundantes, mas também equilíbrio ambiental.

A sincronia com os ritmos naturais não é apenas um caminho para o bem-estar individual, mas também para a harmonia coletiva. Quando comunidades se reúnem para celebrar os ciclos sazonais ou lunares, como acontece em festivais tradicionais, criam um senso de unidade e conexão. Essas celebrações nos lembram de que não estamos sozinhos em nossa jornada; somos parte de um todo maior, que se move e evolui em ciclos contínuos.

Práticas simples podem ajudar a trazer os ritmos naturais para o dia a dia. Passar tempo ao ar livre para observar os padrões do sol e da lua, reservar momentos de pausa durante o dia para se reconectar com a respiração ou criar rituais pessoais para marcar transições sazonais são formas de honrar esses ciclos. Essas ações nos ancoram no momento presente e nos conectam ao fluxo constante da vida.

Histórias de transformação revelam o impacto profundo de viver em harmonia com os ritmos naturais. Uma mulher que começou a observar as fases da lua relatou que sua vida ganhou uma nova clareza e propósito, pois ela passou a planejar suas ações de acordo com as energias lunares. Um homem que incorporou pausas conscientes em sua rotina diária descobriu uma maior produtividade e uma sensação renovada de calma.

Os ritmos e ciclos nos lembram que a vida não é uma linha reta, mas um movimento contínuo de expansão e contração, luz e sombra, ação e descanso. Eles nos convidam a abraçar a impermanência e a confiar no fluxo da vida, sabendo que cada fase tem seu propósito. Ao alinhar nossas vidas a esses ritmos, descobrimos que a verdadeira harmonia vem não de resistir às mudanças, mas de dançar com elas.

Capítulo 23
Emoções e Energia
Fluxo e Transformação

As emoções são forças poderosas que moldam nossa percepção do mundo e afetam diretamente nosso campo energético. Elas não são meras reações a eventos externos, mas mensageiras internas que carregam informações sobre nossos estados mentais, espirituais e físicos. No contexto holístico, compreender e trabalhar com as emoções é essencial para manter o equilíbrio energético e viver de forma alinhada com a essência.

Cada emoção carrega uma frequência específica. Sentimentos como amor, alegria e gratidão vibram em frequências elevadas, promovendo harmonia e expansão. Por outro lado, emoções como medo, raiva e tristeza ressoam em frequências mais baixas, muitas vezes criando bloqueios no fluxo energético. Isso não significa que emoções densas sejam "negativas" ou devam ser evitadas; elas desempenham um papel importante no processo de autoconhecimento e cura. O ser holístico busca não reprimir, mas acolher essas emoções, permitindo que cumpram seu propósito sem criar estagnação.

O primeiro passo para trabalhar com emoções é desenvolver a consciência emocional. Isso envolve reconhecer o que sentimos no momento presente, sem julgamentos ou tentativas de suprimir a experiência. Práticas como mindfulness ou meditação focada nas emoções ajudam a criar um espaço de observação, onde podemos explorar nossas reações internas com curiosidade e aceitação. Essa conscientização não apenas alivia a carga emocional, mas também fortalece nossa resiliência ao longo do tempo.

No campo energético, emoções reprimidas ou não processadas podem criar bloqueios. Esses bloqueios são frequentemente armazenados no corpo físico, manifestando-se como tensões, dores ou doenças. Por exemplo, sentimentos de tristeza prolongada podem ser associados ao pulmão, enquanto a raiva reprimida tende a impactar o fígado, segundo tradições como a Medicina Chinesa. Reconhecer e liberar essas emoções não é apenas uma questão de saúde emocional, mas também uma prática de autocuidado energético.

As práticas de respiração consciente são ferramentas poderosas para liberar emoções acumuladas e restaurar o equilíbrio energético. Respirações profundas e rítmicas ajudam a oxigenar o corpo, liberar toxinas emocionais e promover um estado de calma. Técnicas como a respiração holotrópica, desenvolvida para acessar camadas profundas da psique, permitem que emoções reprimidas venham à tona, sejam processadas e, finalmente, liberadas.

Outra abordagem holística para trabalhar com emoções e energia é a terapia somática. Essa prática conecta corpo e mente, ajudando os indivíduos a acessar e liberar emoções armazenadas no corpo. Movimentos suaves, toques conscientes e a exploração das sensações físicas permitem que as energias estagnadas sejam dissolvidas, restaurando o fluxo natural de vitalidade. Muitas vezes, traumas passados podem ser resolvidos por meio desse tipo de abordagem, sem a necessidade de reviver verbalmente os eventos dolorosos.

Os chakras – centros energéticos do corpo segundo a tradição indiana – também estão intimamente ligados às emoções. Cada chakra é associado a determinadas qualidades emocionais e energéticas. Por exemplo, o chakra cardíaco, localizado no centro do peito, está relacionado ao amor e à compaixão, enquanto o chakra raiz, na base da coluna, reflete sentimentos de segurança e estabilidade. Emoções intensas ou desequilibradas podem afetar esses centros, bloqueando o fluxo de energia. Práticas como meditação guiada, cromoterapia ou uso de cristais específicos para cada chakra ajudam a restaurar o equilíbrio.

A expressão criativa é outra forma poderosa de liberar e transformar emoções. Escrever, pintar, dançar ou tocar música permite que sentimentos profundos encontrem uma saída saudável. Essas atividades não apenas ajudam a processar emoções difíceis, mas também elevam a energia ao permitir que a criatividade flua livremente. Muitas vezes, ao nos engajarmos em práticas artísticas, descobrimos camadas de nós mesmos que estavam ocultas, promovendo cura e autocompreensão.

Além de liberar emoções densas, o cultivo intencional de emoções elevadas é uma prática transformadora. Sentir gratidão, por exemplo, eleva a frequência pessoal, atraindo experiências positivas e criando um campo energético mais harmônico. A alegria, quando cultivada de maneira autêntica, expande nossa energia, enquanto a compaixão nos conecta profundamente aos outros e ao universo como um todo. Essas emoções não surgem apenas de circunstâncias externas, mas podem ser geradas intencionalmente por meio de práticas como visualização positiva ou afirmações.

A relação entre emoções e energia não é apenas individual, mas também coletiva. Em ambientes onde predominam emoções densas, como medo ou raiva, as pessoas tendem a absorver essa energia, influenciando seus próprios estados emocionais. Por outro lado, em espaços onde há amor, apoio e alegria, a energia coletiva eleva todos os presentes. Proteger o próprio campo energético, por meio de práticas como visualizações de luz ou limpeza com ervas, é essencial para manter o equilíbrio em meio a influências externas.

Histórias de transformação pessoal ilustram como o trabalho com emoções e energia pode ser profundamente curador. Um homem que sofria de ansiedade crônica encontrou alívio ao incorporar respirações conscientes em sua rotina diária, enquanto uma mulher que enfrentava luto profundo encontrou consolo na dança intuitiva, que lhe permitiu expressar e liberar a dor armazenada em seu corpo. Essas experiências mostram que, ao abordar as emoções com atenção e intenção, podemos transformar sofrimento em crescimento e renovação.

O equilíbrio entre acolher e liberar emoções é essencial. Permitir que sentimentos fluam naturalmente, sem apego ou resistência, cria um espaço interno de aceitação e paz. Esse fluxo reflete o movimento natural da energia: constante, dinâmico e autorregenerador. Ao honrar nossas emoções como parte integrante de nossa jornada, aprendemos que elas são guias, e não inimigas, nos conduzindo a uma conexão mais profunda com nossa verdadeira essência.

Em última análise, o trabalho com emoções e energia é uma prática de alinhamento. Ele nos ensina a reconhecer que somos seres vibracionais, em constante interação com o mundo interno e externo. Ao cultivar esse equilíbrio, descobrimos que as emoções não são algo a temer ou evitar, mas sim uma linguagem sutil que nos guia para a expansão, a harmonia e a totalidade.

Capítulo 24
Ressignificando Quem Somos

A autoaceitação radical é um dos pilares mais profundos e transformadores no caminho holístico. Ela não é apenas a aceitação superficial de quem somos, mas um mergulho incondicional na totalidade de nosso ser – com nossas forças, vulnerabilidades, luzes e sombras. É o reconhecimento de que somos completos exatamente como somos, mesmo enquanto trabalhamos para crescer e evoluir. Esse estado de aceitação plena não é resignação, mas um ponto de partida para a verdadeira transformação interior.

Na sociedade contemporânea, somos frequentemente condicionados a buscar a perfeição. Desde padrões estéticos até ideais de sucesso, essa busca incessante gera insatisfação, comparações e desconexão de nossa essência. A autoaceitação radical nos desafia a abandonar essas expectativas externas e a voltar nosso olhar para dentro, reconhecendo nossa singularidade e humanidade. Não se trata de ignorar falhas ou dificuldades, mas de acolhê-las como partes integradas do que nos torna humanos.

O caminho para a autoaceitação começa com a prática da presença. Estar presente significa observar nossos pensamentos, emoções e comportamentos sem julgamento. Em vez de reagir ou tentar mudar o que sentimos, aprendemos a acolher cada experiência como ela é. Práticas como a meditação mindfulness são ferramentas poderosas nesse processo, ajudando-nos a cultivar uma relação de compaixão e curiosidade com nós mesmos.

Um dos maiores desafios da autoaceitação é enfrentar as sombras – aquelas partes de nós que preferimos esconder ou negar. Medos, inseguranças, traumas e padrões autodestrutivos fazem parte de nossa experiência, e ignorá-los apenas os torna mais intensos. O conceito junguiano da "sombra" nos ensina que, ao reconhecer e integrar esses aspectos, nos tornamos mais inteiros e autênticos. Trabalhar com a sombra pode incluir reflexões profundas, terapias ou mesmo práticas criativas, como a escrita ou a pintura, para explorar esses territórios internos.

A autocompaixão é um componente essencial da autoaceitação radical. Muitas vezes, somos mais severos conosco do que com qualquer outra pessoa. A autocompaixão nos convida a tratar a nós mesmos com a mesma gentileza e compreensão que ofereceríamos a um amigo querido. Isso inclui reconhecer que o sofrimento, a imperfeição e os erros fazem parte da experiência humana compartilhada. Frases simples como "Está tudo bem não estar bem" ou "Eu sou digno de amor, mesmo nos meus momentos mais difíceis" podem ser afirmações transformadoras nesse caminho.

A jornada da autoaceitação também envolve reconhecer nossas forças e talentos. Embora seja fácil focar nas áreas onde sentimos que não somos suficientes, é igualmente importante celebrar o que há de único e belo em nós. Práticas de gratidão por si mesmo – como listar qualidades ou conquistas pessoais pelas quais nos sentimos orgulhosos – ajudam a equilibrar a visão que temos de nós mesmos e a cultivar um senso de valor interior.

O corpo, muitas vezes alvo de críticas e insatisfações, também merece ser incluído na autoaceitação radical. Honrar o corpo como ele é, independentemente de padrões externos, é um ato de rebeldia amorosa em um mundo que frequentemente promove a autocrítica. Isso pode incluir práticas como a dança intuitiva, que celebra o movimento pelo prazer e não pela estética, ou rituais de autocuidado, como massagens e banhos relaxantes, que nos conectam com a gratidão pelo corpo como veículo de nossa experiência.

A autoaceitação radical também exige que aprendamos a dizer "não" e a estabelecer limites. Quando aceitamos quem somos, reconhecemos nossas necessidades, valores e energia como valiosos e dignos de proteção. Isso significa deixar de buscar validação externa a todo custo e priorizar o que é verdadeiro e saudável para nós. Estabelecer limites claros não é um ato de egoísmo, mas de respeito por si mesmo.

A aceitação de nossa história pessoal é outra peça-chave. Todos carregamos um passado, com experiências de dor, arrependimento e superação. Em vez de reviver continuamente essas memórias ou tentar apagá-las, a autoaceitação nos ensina a integrá-las como partes de nossa jornada. Cada experiência, positiva ou desafiadora, moldou quem somos hoje e oferece lições preciosas para nosso crescimento.

A relação entre autoaceitação e autenticidade é profunda. Quando aceitamos plenamente quem somos, nos libertamos da necessidade de desempenhar papéis ou atender a expectativas que não refletem nossa essência. Isso cria um espaço para viver com mais verdade e liberdade, expressando nossas ideias, emoções e desejos de maneira alinhada com nossa identidade interior.

Histórias de pessoas que abraçaram a autoaceitação radical mostram o poder transformador dessa prática. Um homem que passou anos se criticando por não alcançar um padrão de sucesso idealizado encontrou paz ao aceitar que sua verdadeira paixão estava em uma área menos convencional, mas profundamente significativa para ele. Uma mulher que lutava contra a autoimagem negativa começou a praticar pequenos atos de gratidão pelo corpo e, com o tempo, experimentou uma profunda mudança em sua relação consigo mesma.

A prática da autoaceitação radical não é um evento único, mas um processo contínuo. Há dias em que será mais fácil amar e aceitar quem somos, e outros em que a autocrítica pode emergir. A chave é permanecer presente e comprometido com esse caminho, lembrando que cada passo, por menor que seja, nos aproxima de um estado de maior paz e alinhamento.

Em última análise, a autoaceitação radical é um ato de amor próprio que transcende o ego e nos conecta à nossa essência. É o reconhecimento de que, mesmo em nossa imperfeição, somos completos e dignos. Essa aceitação cria um espaço interno de serenidade e força, permitindo que nos movamos pelo mundo com autenticidade, vulnerabilidade e coragem. Ao abraçar quem somos, exatamente como somos, nos tornamos uma expressão viva do amor e da unidade que sustentam toda a existência.

Capítulo 25
A Essência na Leveza

A simplicidade é um retorno ao essencial. Em um mundo saturado de estímulos, escolhas e demandas, ela surge como um resgate da clareza, da harmonia e da conexão com o que realmente importa. Para o ser holístico, adotar a simplicidade não significa privação, mas uma escolha consciente de reduzir os excessos que obscurecem a essência da vida. É uma prática que abraça a leveza e nos permite redescobrir a riqueza contida no ordinário.

A busca pela simplicidade começa com a consciência. Antes de simplificar, é necessário identificar o que, em nossas vidas, é supérfluo ou desnecessário. Esse processo envolve observar com atenção como gastamos nosso tempo, energia e recursos, e questionar se essas escolhas estão alinhadas com nossos valores e propósito. Muitas vezes, a complexidade surge não da necessidade, mas de padrões inconscientes ou do desejo de atender expectativas externas. Reconhecer essas influências é o primeiro passo para criar uma vida mais autêntica.

Uma abordagem prática para simplificar é a organização física de nossos espaços. A desordem externa frequentemente reflete um estado interno de confusão ou sobrecarga. Práticas como o minimalismo, que encorajam a manter apenas o que é útil ou significativo, ajudam a liberar espaço físico e mental. Organizar armários, ambientes e até mesmo arquivos digitais cria uma sensação de leveza e clareza, permitindo que a energia flua de maneira mais equilibrada.

A simplicidade, no entanto, vai além dos objetos. Ela também se aplica à forma como gerimos nosso tempo. Em um mundo onde a produtividade é frequentemente glorificada, simplificar nossa agenda é um ato de resistência consciente. Isso pode incluir dizer "não" a compromissos desnecessários, reservar tempo para descanso e cultivar momentos de silêncio e introspecção. O equilíbrio entre ação e pausa é essencial para manter a energia vital e evitar o esgotamento.

O minimalismo digital é outra expressão de simplicidade relevante nos dias atuais. A tecnologia, embora útil, pode facilmente se tornar uma fonte de distração e sobrecarga. Reduzir notificações, limitar o uso de redes sociais e criar momentos livres de telas são práticas que ajudam a recuperar a atenção e a presença. Esses gestos simples nos reconectam com o mundo físico e promovem uma interação mais significativa com os outros e conosco mesmos.

Na alimentação, a simplicidade pode ser um ato de cuidado e respeito pelo corpo. Escolher alimentos naturais, frescos e não processados não apenas nutre o físico, mas também cria uma conexão mais profunda com a terra e os ciclos da natureza. Preparar refeições com atenção e desfrutá-las sem pressa é uma forma de honrar tanto o alimento quanto o momento presente. Esse ato, embora simples, tem um impacto profundo no bem-estar e na energia.

A simplicidade também se reflete na maneira como nos relacionamos. Comunicações claras, autênticas e baseadas em escuta ativa eliminam mal-entendidos e fortalecem conexões. Relacionamentos baseados em presença e verdade não apenas reduzem o drama e a complexidade emocional, mas também criam laços mais profundos e duradouros. Isso inclui aprender a valorizar a qualidade sobre a quantidade, tanto em amizades quanto em interações diárias.

Viver com simplicidade não significa negar a riqueza da vida, mas discernir o que realmente agrega valor. É um convite para apreciar as pequenas coisas – o som da chuva, o calor de uma xícara de chá, o sorriso de um estranho. Esses momentos, muitas vezes ofuscados pela pressa e pelas distrações, são fontes genuínas de alegria e conexão com a essência da existência.

A prática da gratidão está intimamente ligada à simplicidade. Quando cultivamos a gratidão, aprendemos a reconhecer e valorizar o que já temos, em vez de buscar constantemente mais. Isso não significa abandonar ambições, mas equilibrá-las com uma apreciação pelo presente. A gratidão transforma o comum em extraordinário e nos lembra que a abundância não está nas posses, mas na perspectiva.

A espiritualidade também encontra um terreno fértil na simplicidade. Muitas tradições espirituais enfatizam a importância de se livrar do excesso para se conectar ao sagrado. Isso não significa necessariamente renunciar a bens materiais, mas simplificar os desejos e reduzir os apegos. A espiritualidade simples é encontrada no silêncio, na contemplação e na presença. É um retorno à essência divina que permeia tudo.

Histórias de pessoas que optaram por simplificar suas vidas ilustram o impacto transformador dessa escolha. Um casal que reduziu suas posses para viver em uma casa menor relatou que, ao abrir mão do excesso, descobriram mais tempo para se dedicarem às suas paixões e ao convívio familiar. Uma mulher que abandonou um estilo de vida frenético em busca de status encontrou paz ao reorientar suas escolhas para atender às suas necessidades reais, em vez de expectativas externas.

A simplicidade também nos ensina a lidar com a impermanência. Ao desapegarmos de objetos, ideias ou relações que não nos servem mais, aprendemos a fluir com as mudanças naturais da vida. Isso cria um espaço interno onde podemos receber o novo com abertura e confiança. Essa flexibilidade é um antídoto contra o medo da perda e um caminho para a liberdade.

Incorporar a simplicidade na vida diária não exige mudanças radicais. Pequenos passos – como escolher conscientemente o que consumir, reservar momentos para estar em silêncio ou simplificar a forma como nos comunicamos – podem ter um impacto profundo. Esses gestos nos aproximam de nossa essência e criam um estado de equilíbrio e presença.

Em última análise, a simplicidade é uma forma de sabedoria. Ela nos lembra que a verdadeira riqueza não está na acumulação, mas na profundidade com que experimentamos a vida. Ao escolher viver com menos distrações e mais propósito, nos reconectamos com o que é essencial e descobrimos que a plenitude não está no que possuímos, mas no que somos. Essa prática não apenas transforma a maneira como vivemos, mas também nos alinha com o ritmo natural da existência, criando uma vida de maior clareza, harmonia e paz.

Capítulo 26
Interdependência Universal

A conexão global é um conceito que transcende fronteiras, culturas e diferenças, revelando a interdependência que une toda a humanidade e o planeta. No contexto holístico, essa conexão vai além do simples reconhecimento de que compartilhamos o mesmo espaço físico. Ela se aprofunda na compreensão de que cada ação individual reverbera no coletivo, influenciando tanto o bem-estar pessoal quanto o equilíbrio global. O ser holístico não apenas vive para si, mas também para o todo, participando ativamente da criação de um mundo mais harmônico e consciente.

A interconexão global pode ser observada de forma clara na dinâmica ambiental. As mudanças climáticas, por exemplo, ilustram como ações localizadas – como o desmatamento, o consumo excessivo ou a poluição – afetam ecossistemas distantes, alteram padrões climáticos e impactam populações em todo o planeta. Essa relação de causa e efeito destaca a necessidade de uma abordagem holística que considere o impacto coletivo das escolhas individuais. Consumir de forma consciente, reduzir o desperdício e apoiar práticas sustentáveis são maneiras de alinhar a vida pessoal com a preservação do equilíbrio planetário.

A tecnologia desempenha um papel central na construção dessa conexão global. A internet e as redes sociais criaram uma aldeia global onde informações, ideias e movimentos podem se espalhar em questão de segundos. Isso oferece oportunidades inéditas para promover causas humanitárias, ambientais e espirituais, unindo pessoas de diferentes origens em prol de objetivos comuns. No entanto, o uso da tecnologia também exige consciência. O excesso de informações pode gerar ansiedade e desconexão emocional. Portanto, equilibrar a conexão digital com momentos de presença e introspecção é essencial para manter o bem-estar.

Movimentos globais baseados em princípios holísticos têm ganhado força, mostrando como a interconexão pode gerar mudanças significativas. Iniciativas como o Dia da Terra, que reúne milhões de pessoas em ações de cuidado ambiental, ou programas de meditação coletiva, que buscam elevar a vibração energética do planeta, exemplificam como esforços coordenados podem criar impacto positivo. Esses movimentos são lembretes poderosos de que, embora as ações individuais sejam valiosas, é a união de esforços que transforma realidades em larga escala.

A espiritualidade holística também reconhece a conexão global como parte de um campo energético compartilhado. Muitas tradições falam de uma "consciência coletiva", onde os pensamentos, emoções e intenções de cada indivíduo influenciam o todo. Essa perspectiva nos convida a cultivar intenções elevadas, não apenas para o benefício pessoal, mas como uma contribuição para o bem-estar universal. Meditações globais, por exemplo, canalizam essa energia coletiva para promover paz, cura e equilíbrio em momentos de crise.

A empatia é um elo essencial nessa conexão. Ao nos colocarmos no lugar do outro – seja uma pessoa em uma cultura distante ou um ser não humano, como um animal ou uma árvore – ampliamos nossa compreensão de interdependência. A empatia não apenas fortalece relações, mas também inspira ações compassivas. Ela nos lembra que, ao cuidar do outro, também cuidamos de nós mesmos, pois estamos todos interligados.

A conexão global não exclui a singularidade cultural. Pelo contrário, ela valoriza as diferenças como fontes de aprendizado e enriquecimento mútuo. Cada cultura traz uma perspectiva única sobre o mundo, e compartilhar essas sabedorias promove um entendimento mais profundo e respeitoso entre os povos. Tradições indígenas, por exemplo, oferecem lições valiosas sobre como viver em harmonia com a natureza, enquanto filosofias orientais ensinam práticas de equilíbrio interno que ressoam universalmente.

No âmbito econômico, a conexão global nos desafia a repensar modelos baseados em exploração e desigualdade. O comércio justo, por exemplo, é uma prática que promove parcerias mais equilibradas entre produtores e consumidores, garantindo condições dignas de trabalho e sustentabilidade ambiental. Escolher produtos que refletem esses valores é uma maneira de alinhar o consumo com a ética holística.

Educação e conscientização são ferramentas poderosas para fortalecer a conexão global. Quando aprendemos sobre os desafios enfrentados por outras comunidades – como falta de acesso à água potável, desigualdade de gênero ou desastres naturais – nos tornamos mais conscientes de nosso privilégio e responsabilidade. Esse conhecimento inspira ações concretas, como apoiar organizações humanitárias, participar de campanhas de conscientização ou simplesmente compartilhar informações que promovam mudança.

Histórias de indivíduos e comunidades que se uniram para enfrentar crises globais ilustram o poder da interconexão. Em tempos de desastres naturais, como terremotos ou tsunamis, vemos exemplos inspiradores de solidariedade, onde pessoas de diferentes nações se mobilizam para ajudar. Essas ações mostram que, apesar das divisões aparentes, há um profundo senso de unidade que emerge em momentos de necessidade.

A prática diária da conexão global começa com pequenas escolhas. Reduzir o consumo de plástico, apoiar empresas éticas, praticar a empatia em interações cotidianas ou participar de grupos locais que promovem sustentabilidade são gestos que contribuem para o todo. Cada pequena ação, quando multiplicada por milhares ou milhões de pessoas, cria um impacto significativo.

Em última análise, a conexão global é um lembrete de que estamos todos interligados em uma teia de vida. Cada pensamento, palavra e ação têm um efeito, não apenas em nosso entorno imediato, mas no mundo como um todo. Ao vivermos com essa consciência, nos tornamos agentes de transformação, contribuindo para um futuro mais harmonioso, equilibrado e conectado. Essa visão holística nos convida a transcender o individualismo e a abraçar a unidade, reconhecendo que, embora sejamos indivíduos únicos, somos parte de um mesmo todo vibrante e interdependente.

Capítulo 27
O Chamado à Plenitude

O despertar da consciência é um processo profundo e transformador, onde o ser humano transcende os limites de uma existência mecânica e mergulha em uma percepção expandida de si mesmo e do universo. Esse estado de consciência elevada não é um evento único, mas uma jornada contínua, marcada por momentos de clareza, crescimento e integração. Para o ser holístico, despertar a consciência é uma prioridade, pois é nesse estado que a verdadeira conexão com a essência e o propósito emerge.

A consciência desperta começa com o reconhecimento de que a realidade não é fixa, mas moldada pelas percepções e crenças de cada indivíduo. Muitas vezes, vivemos presos em padrões condicionados que nos levam a repetir comportamentos e pensamentos sem questionamento. O despertar da consciência desafia essa inércia, convidando-nos a observar nossos processos internos com atenção e a questionar aquilo que tomamos como verdade. Esse momento de percepção – quando começamos a nos enxergar como criadores de nossa experiência – é frequentemente descrito como um "acorde" espiritual.

Um dos sinais do despertar da consciência é o aumento da presença. Em vez de viver no piloto automático, a pessoa desperta se torna mais consciente do momento presente. Essa presença não é apenas física, mas também mental e emocional, permitindo que cada experiência seja vivida com mais profundidade e significado. Práticas como meditação, respiração consciente e mindfulness são ferramentas essenciais para cultivar essa habilidade, ajudando a mente a se libertar de distrações e a se concentrar no agora.

O despertar da consciência também traz uma mudança na forma como percebemos a nós mesmos e aos outros. A identidade limitada ao ego – aquela parte de nós que se identifica com rótulos, papéis e realizações externas – começa a dar lugar a uma compreensão mais ampla de quem realmente somos. No lugar do ego, surge a percepção do eu verdadeiro, uma essência que não está limitada pelo tempo, espaço ou circunstâncias. Esse reconhecimento nos conecta a todos os seres e nos inspira a viver com mais autenticidade e compaixão.

Outro aspecto importante do despertar é a expansão da empatia e da sensibilidade. Ao nos tornarmos mais conscientes, começamos a perceber as conexões sutis entre nós e o mundo ao nosso redor. Essa percepção nos torna mais atentos ao impacto de nossas ações e mais abertos às necessidades dos outros. Essa sensibilidade ampliada também se manifesta como uma conexão mais profunda com a natureza, com os ritmos do universo e com as energias que fluem em nosso interior e ao redor.

O processo de despertar nem sempre é fácil ou confortável. Muitas vezes, ele é acompanhado por períodos de introspecção intensa, onde padrões antigos, traumas e crenças limitantes vêm à tona para serem enfrentados e transformados. Esse período, frequentemente chamado de "noite escura da alma", pode ser desafiador, mas é uma parte essencial do crescimento. Ele nos ensina a liberar o que não nos serve mais e a confiar no fluxo da vida, mesmo em meio à incerteza.

À medida que a consciência desperta, surge uma maior conexão com a intuição. A intuição é a linguagem da alma, uma forma de saber que transcende a lógica e o raciocínio linear. Quanto mais despertos nos tornamos, mais confiamos nesse guia interno, permitindo que ele nos conduza em direção a escolhas alinhadas com nosso propósito mais elevado. Cultivar a intuição pode incluir práticas como silêncio contemplativo, escrita intuitiva ou simplesmente ouvir e honrar os sinais sutis que surgem em nosso caminho.

O despertar da consciência também traz uma compreensão mais profunda do tempo. Em vez de viver constantemente projetados no futuro ou presos ao passado, começamos a perceber que a única realidade verdadeira é o presente. Essa mudança de perspectiva não apenas reduz a ansiedade e o arrependimento, mas também nos ajuda a viver com mais clareza e intenção. O momento presente deixa de ser um meio para um fim e se torna um fim em si mesmo, rico em possibilidades e aprendizado.

Um marco importante no despertar da consciência é o reconhecimento da interconexão. Percebemos que não somos entidades isoladas, mas partes integradas de uma teia universal. Essa compreensão muda radicalmente a maneira como nos relacionamos com os outros e com o planeta. Ela nos inspira a agir de forma mais consciente, sabendo que cada pensamento, palavra e ação tem um impacto que vai além de nós mesmos.

Histórias de pessoas que experimentaram o despertar da consciência mostram como essa transformação pode mudar vidas. Um homem que, após uma crise pessoal, descobriu a prática da meditação relatou como passou a enxergar a vida com mais clareza e propósito. Uma mulher que enfrentava conflitos em relacionamentos encontrou paz ao perceber que muito de sua insatisfação vinha de padrões internos que precisava transformar. Esses relatos são lembretes de que o despertar não é reservado a poucos iluminados, mas está disponível para todos que se abrem para essa jornada.

O despertar da consciência não é um objetivo final ou um estado permanente. Ele é dinâmico, uma dança contínua entre momentos de expansão e integração. Cada experiência de vida, por mais comum que pareça, carrega o potencial de nos levar a níveis mais profundos de compreensão e conexão. O simples ato de observar um pôr do sol, ouvir uma música que ressoa na alma ou ajudar alguém em necessidade pode ser uma porta para o despertar.

Em última análise, o despertar da consciência nos lembra de que somos mais do que pensamos ser. Ele nos convida a olhar além das aparências, a questionar as narrativas que nos limitam e a viver com mais autenticidade e propósito. Essa jornada não apenas transforma nossa experiência individual, mas também contribui para a elevação da consciência coletiva, criando um mundo mais compassivo, harmonioso e consciente. Ao despertarmos, não apenas encontramos nossa essência, mas também nos tornamos luzes que iluminam o caminho para os outros.

Capítulo 28
Espaços de Alinhamento

Os espaços que habitamos são extensões de nosso estado interno. Cada cômodo, objeto e disposição física carrega energia, moldando a maneira como nos sentimos, pensamos e nos comportamos. No caminho holístico, criar harmonia nos espaços é um ato intencional de cuidar não apenas do ambiente, mas também de nosso bem-estar emocional, mental e espiritual. A harmonia externa reflete e nutre a harmonia interna, transformando os lugares que chamamos de lar em santuários de equilíbrio e inspiração.

A harmonia nos espaços começa com a consciência da energia presente. Cada objeto e arranjo contribui para o campo vibracional de um ambiente. O acúmulo de itens desnecessários, a desordem ou a falta de cuidado podem criar um campo energético denso, que interfere no fluxo natural de vitalidade. Por outro lado, um espaço organizado e intencionalmente projetado para apoiar nossas necessidades promove clareza, conforto e paz. Essa relação entre ambiente e energia é central para práticas como o feng shui, uma antiga filosofia chinesa que busca alinhar os espaços com as forças naturais.

O feng shui ensina que cada área de um espaço está conectada a aspectos específicos da vida, como saúde, relacionamentos e prosperidade. Ao ajustar elementos como o posicionamento dos móveis, a presença de cores ou a disposição de objetos simbólicos, podemos harmonizar esses aspectos e criar um fluxo mais equilibrado de energia. Por exemplo, adicionar plantas vivas a um espaço melhora a qualidade do ar e simboliza crescimento e vitalidade. O uso de espelhos, cuidadosamente posicionados, pode ampliar a luz e criar uma sensação de expansão.

A escolha das cores em um ambiente também desempenha um papel fundamental na harmonia dos espaços. Cada cor tem uma vibração única que afeta nosso estado emocional e energético. Tons suaves, como azul e verde, promovem calma e introspecção, enquanto cores vibrantes, como amarelo e laranja, estimulam criatividade e energia. Integrar cores de forma consciente, seja nas paredes, nos móveis ou nos acessórios, ajuda a alinhar o espaço com a intenção desejada.

A iluminação é outro elemento essencial na criação de harmonia. A luz natural, quando possível, deve ser priorizada, pois conecta o espaço aos ritmos do dia e às energias do sol. Quando a luz natural é limitada, o uso de luminárias e velas pode criar um ambiente acolhedor e equilibrado. A intensidade e a temperatura da luz também são importantes – luzes mais quentes são ideais para relaxamento, enquanto luzes mais brilhantes favorecem a concentração e a produtividade.

Os materiais usados nos espaços impactam tanto a estética quanto a energia. Materiais naturais, como madeira, pedra, algodão e cerâmica, trazem uma sensação de conexão com a terra e promovem equilíbrio. Evitar plásticos e substâncias sintéticas não apenas melhora a energia do espaço, mas também contribui para a sustentabilidade ambiental. A textura desses materiais, como a suavidade de um tecido ou a solidez de uma mesa de madeira, também influencia a sensação tátil e emocional do ambiente.

A presença de objetos pessoais e simbólicos nos espaços reforça a conexão emocional com o ambiente. Fotografias, lembranças de viagens, obras de arte ou itens espirituais, como cristais ou estátuas, adicionam camadas de significado e intenção. Esses itens não precisam ser numerosos; o foco deve estar na qualidade e no significado, em vez da quantidade. Cada objeto escolhido intencionalmente conta uma história e contribui para a energia do espaço.

A purificação energética regular é uma prática essencial para manter a harmonia nos espaços. Assim como limpamos fisicamente nossas casas, é importante limpar energeticamente os ambientes para liberar energias estagnadas ou densas. Métodos como o uso de incensos, sálvia, ou tigelas tibetanas são eficazes para renovar a vibração. Abrir janelas para permitir a circulação de ar fresco e luz solar também é uma forma simples, mas poderosa, de purificar o espaço.

A música e os sons contribuem para a vibração de um ambiente. Sons naturais, como água corrente ou canto de pássaros, criam uma sensação de tranquilidade. Música suave, cânticos ou frequências específicas, como as frequências solfeggio, podem ser usados para elevar a energia de um espaço. Por outro lado, o silêncio também tem seu lugar – criar momentos de quietude em um ambiente permite que a energia se assente e crie um espaço de contemplação.

A harmonia nos espaços também envolve adaptar o ambiente às nossas necessidades sazonais e emocionais. Durante o inverno, adicionar cobertores aconchegantes e velas cria uma sensação de calor e conforto. No verão, optar por tecidos leves e abrir as janelas para maximizar a circulação de ar promove frescor. Essas mudanças sazonais não apenas alinham o espaço com o ambiente externo, mas também refletem a fluidez de nossas próprias necessidades internas.

Histórias de transformação mostram como pequenos ajustes podem criar um impacto profundo. Um homem que vivia em um apartamento desordenado descobriu que reorganizar os móveis e doar itens desnecessários trouxe uma clareza mental inesperada. Uma mulher que incorporou plantas e arte significativa em sua casa relatou sentir-se mais conectada e energizada em seu espaço. Esses relatos mostram que harmonizar um ambiente é, em essência, harmonizar o próprio ser.

Criar harmonia nos espaços não exige grandes investimentos ou mudanças drásticas. Pequenos passos, como reorganizar uma prateleira, introduzir uma planta ou ajustar a iluminação, podem fazer uma diferença imediata. O segredo está na intenção – quando abordamos nossos espaços com cuidado e atenção, eles se tornam reflexos do equilíbrio que buscamos cultivar em nossas vidas.

Em última análise, a harmonia nos espaços é um convite para criar ambientes que nos apoiem e inspirem. É um lembrete de que nossos lares, escritórios e lugares de descanso não são apenas locais físicos, mas extensões de nossa energia e essência. Ao cultivar a beleza, o equilíbrio e a intencionalidade em nossos espaços, não apenas transformamos o ambiente, mas também criamos um santuário onde podemos florescer em todos os aspectos de nossa existência.

Capítulo 29
Sabedorias Intemporais

As práticas ancestrais carregam a sabedoria de gerações que viveram em profunda conexão com a natureza, o espírito e os ciclos da vida. Elas são expressões de um conhecimento intuitivo e empírico acumulado ao longo dos séculos, frequentemente transmitido por meio de rituais, tradições orais e símbolos. No contexto holístico, resgatar essas práticas não é apenas um gesto de preservação cultural, mas uma oportunidade de reestabelecer vínculos com os alicerces da existência, promovendo cura, equilíbrio e autoconhecimento.

Uma das características marcantes das práticas ancestrais é seu foco na integração. Elas veem o ser humano como parte inseparável do todo – da terra, do cosmos e das comunidades que habitamos. Essa visão holística se reflete em rituais que harmonizam o corpo, a mente e o espírito, muitas vezes envolvendo elementos naturais como fogo, água, plantas e pedras. Esses elementos não são apenas recursos, mas também aliados sagrados, portadores de energias que auxiliam na transformação e no equilíbrio.

Os rituais de purificação, por exemplo, estão presentes em diversas culturas ao redor do mundo. Desde os banhos com ervas medicinais utilizados em tradições afro-brasileiras até as saunas de purificação das culturas nativas americanas, esses rituais têm como objetivo limpar o corpo e o espírito de energias densas, promovendo um estado de renovação. A fumaça da sálvia branca, do palo santo ou de outras plantas sagradas é usada para purificar ambientes e pessoas, criando um espaço limpo para novas intenções e energias.

A conexão com a terra é outra característica central das práticas ancestrais. Muitas culturas indígenas, por exemplo, realizam cerimônias para honrar a terra como uma entidade viva, agradecendo por seus recursos e pedindo sua permissão antes de colher ou construir. Rituais como plantar árvores em dias auspiciosos ou oferecer alimentos aos rios e florestas carregam a intenção de reciprocidade e respeito, ensinando que a harmonia só pode ser alcançada quando reconhecemos nossa interdependência com o planeta.

As medicinas tradicionais, baseadas em plantas, são talvez um dos legados mais poderosos das práticas ancestrais. Desde os chás de camomila e hortelã, que acalmam e revitalizam, até substâncias como a ayahuasca ou o rapé, utilizadas em contextos cerimoniais para expandir a consciência, as plantas desempenham um papel fundamental na cura e na conexão espiritual. Essas medicinas não são vistas apenas como remédios físicos, mas como portais para acessar dimensões mais profundas da existência, guiando o indivíduo em jornadas de autodescoberta e cura.

As danças e músicas rituais também ocupam um lugar central nas tradições ancestrais. O ritmo dos tambores, o som das flautas e os cânticos repetitivos não são apenas formas de expressão, mas ferramentas para alterar estados de consciência, promover alinhamento energético e fortalecer a coesão comunitária. Na África, as danças tribais celebram o ciclo da vida e a conexão com os ancestrais, enquanto nas culturas xamânicas, o ritmo do tambor é usado para entrar em estados de transe e comunicar-se com o mundo espiritual.

A astrologia ancestral é outra prática profundamente enraizada em diferentes culturas. Povos antigos, como os maias, os egípcios e os indianos, observavam os movimentos dos astros para compreender o fluxo do tempo, prever ciclos naturais e alinhar suas vidas com as energias cósmicas. Embora essas tradições tenham evoluído ao longo do tempo, muitas de suas bases permanecem relevantes, ajudando-nos a interpretar nossa relação com o universo e a tomar decisões em harmonia com os ciclos celestes.

Os ritos de passagem são outro aspecto fundamental das práticas ancestrais. Eles marcam transições importantes na vida, como o nascimento, a puberdade, o casamento e a morte, oferecendo estrutura e significado a essas experiências universais. Em culturas indígenas, os ritos de iniciação muitas vezes incluem desafios físicos e espirituais que simbolizam a transição de um estado para outro, permitindo que o indivíduo integre a sabedoria adquirida e assuma novos papéis na comunidade.

As práticas ancestrais também incluem formas únicas de contar histórias e preservar a memória. A narrativa oral, frequentemente enriquecida com mitos e símbolos, é usada não apenas para entreter, mas para transmitir lições espirituais, valores éticos e a história de um povo. Ouvir e compartilhar essas histórias nos conecta a uma linha contínua de aprendizado e sabedoria, lembrando-nos de que fazemos parte de algo maior que transcende o tempo.

A espiritualidade ancestral, muitas vezes ligada ao xamanismo, reconhece a existência de dimensões invisíveis e a presença de guias espirituais, como ancestrais, animais de poder e espíritos da natureza. As práticas xamânicas, como o uso de cantos, tambores e jornadas meditativas, ajudam o indivíduo a acessar esses reinos sutis para buscar orientação, cura ou insight. Essa abordagem reflete uma visão do mundo onde o sagrado está presente em tudo, desde a pedra mais humilde até os céus mais vastos.

Resgatar essas práticas no mundo moderno não significa replicá-las exatamente como eram no passado, mas adaptá-las de forma respeitosa e consciente às nossas realidades atuais. Incorporar rituais simples, como acender uma vela para marcar um novo começo ou realizar um banho com ervas após um dia desafiador, é uma forma de trazer a sabedoria ancestral para nossa vida cotidiana. Esses gestos, embora modestos, carregam o poder de reconectar-nos com nossas raízes e com a energia do universo.

Histórias de transformação pessoal mostram o impacto profundo dessas práticas. Um homem que participou de uma cerimônia de ayahuasca relatou ter encontrado clareza sobre seu propósito de vida, enquanto uma mulher que começou a incluir danças intuitivas em sua rotina encontrou uma nova confiança em si mesma. Essas experiências demonstram que as práticas ancestrais continuam sendo caminhos vivos para a cura e o crescimento, independentemente do tempo ou da cultura.

Em última análise, as práticas ancestrais nos lembram de que somos parte de uma continuidade maior. Elas nos conectam às sabedorias que moldaram nossa humanidade e nos ensinam a viver com mais intenção, reverência e equilíbrio. Ao honrar essas tradições, não apenas enriquecemos nossas vidas, mas também perpetuamos o legado de nossos antepassados, garantindo que sua sabedoria continue a iluminar os caminhos das futuras gerações.

Capítulo 30
A Jornada do Significado

O propósito de vida é a força que guia o ser humano em sua jornada, dando sentido às escolhas, desafios e experiências ao longo do caminho. No contexto holístico, o propósito transcende metas materiais ou conquistas externas, conectando o indivíduo à sua essência mais profunda e à contribuição única que pode oferecer ao mundo. Descobrir e alinhar-se com esse propósito não é apenas uma busca pessoal, mas também uma jornada de transformação coletiva, onde a realização individual se integra ao bem maior.

O conceito de propósito de vida é multifacetado e, muitas vezes, mal compreendido. Não se trata de um destino fixo ou de uma única vocação, mas de um fluxo dinâmico que evolui à medida que crescemos e nos transformamos. Em vez de buscar algo externo, o propósito é algo a ser despertado dentro de nós, reconhecido em nossos talentos, paixões e valores. Ele se manifesta na interseção entre o que amamos fazer, o que o mundo precisa e o que podemos oferecer com autenticidade.

A descoberta do propósito começa com a introspecção. Reservar tempo para refletir sobre nossas paixões, habilidades e experiências de vida nos ajuda a identificar os temas recorrentes que revelam nossa essência. Perguntas como "O que me dá energia?" ou "Em que momentos me sinto mais alinhado comigo mesmo?" são ferramentas simples, mas poderosas, para explorar o que realmente importa. Escrever ou meditar sobre essas questões permite que insights sutis venham à tona.

Outro caminho para a descoberta do propósito é prestar atenção às sincronicidades e sinais da vida. Muitas vezes, o universo se comunica por meio de eventos aparentemente aleatórios que apontam para uma direção específica. Um encontro inesperado, uma oportunidade que surge no momento certo ou um chamado interno persistente são indícios de que estamos sendo guiados. Estar atento e receptivo a essas mensagens nos ajuda a navegar com mais clareza.

O propósito de vida também está profundamente ligado aos desafios que enfrentamos. Muitas vezes, nossas maiores dificuldades carregam as sementes de nosso chamado. Um indivíduo que superou uma doença pode sentir o desejo de ajudar outras pessoas em jornadas semelhantes, enquanto alguém que enfrentou adversidades emocionais pode encontrar propósito em oferecer apoio ou inspiração aos outros. Reconhecer que nossas feridas podem se tornar fontes de força e sabedoria transforma a dor em poder.

A espiritualidade desempenha um papel essencial no processo de alinhamento com o propósito. Cultivar uma conexão com algo maior – seja o divino, o universo ou a natureza – nos ajuda a transcender as preocupações do ego e a acessar uma perspectiva mais ampla. Práticas como meditação, oração ou contemplação silenciosa são portais para nos conectarmos com essa dimensão mais profunda, permitindo que o propósito se revele de forma orgânica.

O propósito não precisa, necessariamente, estar ligado a grandes feitos ou gestos grandiosos. Ele pode ser encontrado em atos cotidianos de amor, serviço e autenticidade. Um professor que inspira seus alunos, um artesão que cria com paixão ou um cuidador que oferece conforto – todos estão vivendo seu propósito de forma genuína. Reconhecer o valor dos pequenos gestos nos liberta da ideia de que o propósito precisa ser extraordinário para ser significativo.

Uma vez identificado, alinhar-se com o propósito de vida exige coragem e comprometimento. Muitas vezes, seguir esse caminho requer mudanças significativas – deixar um emprego que não ressoa, redefinir prioridades ou enfrentar medos e dúvidas internas. Esses desafios são parte natural do processo e, quando enfrentados com intenção, levam a uma vida mais plena e alinhada. Pequenos passos consistentes em direção ao propósito criam uma sensação crescente de realização.

O impacto de viver alinhado com o propósito não é apenas interno, mas também externo. Pessoas que seguem seu chamado irradiam uma energia de autenticidade e inspiração, impactando positivamente aqueles ao seu redor. Essa energia cria um efeito cascata, onde o bem-estar individual contribui para a elevação coletiva. Um indivíduo alinhado com seu propósito é uma força de transformação no mundo.

Histórias de pessoas que encontraram e viveram seu propósito ilustram como essa jornada pode ser poderosa. Um homem que, após anos em uma carreira que não o satisfazia, redescobriu sua paixão por ensinar e se tornou mentor de jovens, experimentou uma nova sensação de alegria e significado. Uma mulher que transformou sua dor em arte encontrou não apenas cura pessoal, mas também uma maneira de tocar a vida de outras pessoas. Esses relatos mostram que viver com propósito não apenas transforma nossa existência, mas também cria conexões mais profundas e impactantes.

O propósito de vida também é fluido e mutável. À medida que crescemos, aprendemos e vivenciamos novas fases, nosso propósito pode evoluir, assumindo formas diferentes. O que importa é permanecer aberto e receptivo a essas mudanças, permitindo que o propósito se ajuste às necessidades do momento. Esse estado de fluidez nos ensina a confiar no processo, sabendo que cada etapa de nossa jornada tem valor e significado.

Incorporar o propósito de vida na rotina diária não exige mudanças radicais imediatas. Começar com pequenas ações que reflitam nossos valores e paixões é suficiente para criar um impacto significativo. Reservar tempo para aquilo que nos traz alegria, oferecer ajuda ou atenção aos outros e investir em nosso crescimento pessoal são formas simples, mas poderosas, de viver com propósito.

Em última análise, o propósito de vida é uma expressão de quem somos em nossa essência. Ele nos convida a viver com mais consciência, intenção e conexão, transformando cada momento em uma oportunidade de crescimento e contribuição. Ao alinhar nossas ações com nosso propósito, criamos uma vida que não apenas nos preenche, mas também enriquece o mundo ao nosso redor. Essa jornada não é um destino final, mas um caminho contínuo de descoberta, alinhamento e expansão.

Capítulo 31
Espiritualidade Infantil

A espiritualidade infantil é uma dimensão profunda e muitas vezes subestimada do desenvolvimento humano. Desde o nascimento, as crianças carregam uma pureza de conexão com o mundo ao seu redor, percebendo realidades além do tangível e vivendo em um estado natural de presença. Cultivar a espiritualidade desde a infância não é apenas um presente para os pequenos, mas também uma forma de criar uma base sólida para que eles cresçam como indivíduos conectados consigo mesmos, com os outros e com o universo.

A abordagem holística da espiritualidade infantil começa com a compreensão de que as crianças têm sua própria maneira de vivenciar o sagrado. Elas frequentemente expressam isso por meio da curiosidade, da imaginação e do encantamento com o mundo natural. Observar uma criança interagir com uma flor, um animal ou o céu estrelado revela uma capacidade inata de maravilhamento, que é uma expressão genuína da conexão espiritual. O papel dos adultos nesse contexto é nutrir essa sensibilidade, permitindo que ela floresça em vez de ser reprimida ou moldada por crenças limitantes.

A espiritualidade infantil não está necessariamente ligada a uma religião específica. Trata-se de fomentar valores universais, como empatia, gratidão, respeito pela natureza e compaixão. Esses valores podem ser introduzidos de forma prática e acessível, como ensinar as crianças a agradecer antes das refeições, cuidar de plantas e animais ou compartilhar momentos de silêncio e reflexão. Esses gestos simples plantam sementes que crescem ao longo da vida, nutrindo um senso de pertencimento e propósito.

A conexão com a natureza desempenha um papel fundamental na espiritualidade infantil. As crianças têm uma afinidade natural com o mundo natural, onde encontram espaço para explorar, imaginar e se conectar com algo maior. Atividades como caminhar em parques, cultivar um jardim ou simplesmente observar as nuvens no céu promovem um estado de calma e reverência que fortalece essa conexão. Através dessas experiências, as crianças aprendem a valorizar e proteger o ambiente como uma parte essencial de sua própria existência.

Práticas simples de mindfulness também podem ser adaptadas para crianças, ajudando-as a cultivar a presença e a consciência desde cedo. Ensinar a prestar atenção à respiração, sentir os pés no chão ou ouvir os sons ao redor são maneiras lúdicas de introduzir o conceito de atenção plena. Essas práticas não apenas fortalecem a espiritualidade, mas também ajudam a regular as emoções e promovem um estado de calma, essencial em um mundo que frequentemente sobrecarrega as mentes jovens.

A narrativa e o simbolismo são outras ferramentas poderosas na espiritualidade infantil. Contar histórias com significados profundos ou que abordem temas como coragem, bondade e transformação ajuda as crianças a internalizar valores de forma natural. Fábulas, mitos e contos de tradições ancestrais fornecem uma base rica para explorar conceitos espirituais de maneira acessível e envolvente. A simbologia também pode ser apresentada por meio de objetos, como cristais, mandalas ou figuras de animais, permitindo que as crianças explorem sua imaginação e construam suas próprias interpretações.

A criatividade é uma expressão natural da espiritualidade infantil. O ato de desenhar, pintar, dançar ou cantar permite que as crianças se conectem com sua essência interior e expressem emoções e ideias que transcendem as palavras. Incentivar essas formas de expressão, sem julgamentos ou expectativas, ajuda a manter viva a centelha espiritual inata e a expandir sua capacidade de criar e imaginar.

O silêncio também é um componente valioso, embora frequentemente negligenciado, da espiritualidade infantil. Criar momentos de quietude e contemplação, mesmo que breves, ajuda as crianças a experimentar um estado de paz interior. Isso pode ser feito através de atividades como observar uma vela acesa, ouvir música suave ou simplesmente sentar em um ambiente tranquilo. Esses momentos ensinam que o silêncio não é vazio, mas cheio de possibilidades para explorar o mundo interno.

Os rituais são outra maneira significativa de integrar a espiritualidade no dia a dia das crianças. Eles não precisam ser complexos ou formais, mas podem incluir gestos simples como acender uma vela para marcar o início de uma nova fase, plantar uma semente para simbolizar um desejo ou desenhar juntos para expressar gratidão. Esses rituais criam uma estrutura que dá sentido às experiências e ajuda as crianças a perceberem a continuidade e o significado na vida.

O papel da comunidade também é essencial no desenvolvimento da espiritualidade infantil. Participar de atividades coletivas, como celebrações sazonais, círculos de histórias ou projetos de voluntariado, ensina às crianças o valor da conexão com os outros e com algo maior do que elas mesmas. Essas experiências promovem um senso de pertencimento e mostram como a espiritualidade se manifesta não apenas individualmente, mas também em relação ao coletivo.

Histórias de pais que incorporaram práticas espirituais na criação de seus filhos ilustram os benefícios dessa abordagem. Uma mãe que introduziu a meditação como parte da rotina noturna de sua filha relatou que a criança começou a dormir melhor e a lidar com desafios emocionais com mais facilidade. Um pai que passou a levar seus filhos para observar as estrelas regularmente viu neles um despertar para perguntas profundas sobre o universo e o lugar deles nele. Essas práticas simples mostram como a espiritualidade pode ser integrada ao cotidiano, enriquecendo tanto as crianças quanto os adultos.

O cuidado com a espiritualidade infantil também inclui a escuta ativa. Dar espaço para que as crianças compartilhem suas perguntas, medos e descobertas sem julgamentos ou respostas prontas permite que elas explorem suas próprias crenças e conexões. Essa abertura promove um ambiente de confiança e respeito, onde a espiritualidade pode crescer de forma autêntica.

Em última análise, a espiritualidade infantil é um convite para proteger e nutrir a essência pura e conectada com que todos nascemos. É uma oportunidade de guiar as crianças em direção a uma vida de significado, equilíbrio e empatia, ao mesmo tempo em que aprendemos com sua capacidade inata de viver no presente e ver o sagrado no cotidiano. Ao fomentar essa espiritualidade, não apenas enriquecemos suas vidas, mas também plantamos as sementes de um futuro mais consciente, compassivo e harmonioso.

Capítulo 32
Fluxos Invisíveis de Conexão

A comunicação vai além das palavras. Ela é um fluxo dinâmico de energia que conecta os indivíduos, permeando o espaço entre emissor e receptor de forma sutil, mas poderosa. No contexto holístico, a comunicação energética envolve não apenas o que é dito, mas também as intenções, emoções e vibrações que acompanham cada interação. Essa forma de comunicação transcende a linguagem verbal e abre espaço para uma conexão mais profunda e autêntica entre as pessoas.

Cada indivíduo possui um campo energético único, também conhecido como aura. Quando interagimos, esses campos se encontram, influenciando mutuamente a vibração e a qualidade da troca. Por isso, mesmo em silêncio, transmitimos sentimentos e intenções que podem ser percebidos intuitivamente. Quantas vezes já entramos em um ambiente e sentimos imediatamente se ele era acolhedor ou tenso, sem que ninguém precisasse dizer uma palavra? Essa é a essência da comunicação energética.

O primeiro passo para dominar a comunicação energética é cultivar a consciência de nosso próprio campo energético. Emoções como raiva, medo ou ansiedade podem criar dissonâncias que afetam a clareza e a receptividade de nossa interação com os outros. Por outro lado, estados de calma, empatia e gratidão geram uma energia harmoniosa que favorece conexões positivas. Práticas como meditação, respiração consciente e visualização de luz ao redor do corpo ajudam a equilibrar nosso campo energético antes de qualquer interação.

A intenção é a base da comunicação energética. Antes mesmo de falarmos ou agirmos, a intenção que carregamos molda a maneira como nossa energia é percebida. Uma mensagem dita com amor, mesmo que contenha palavras difíceis, será recebida de forma diferente de uma mensagem com as mesmas palavras, mas carregada de julgamento ou desprezo. Por isso, alinhar nossas intenções com compaixão e autenticidade é fundamental para criar uma troca energética positiva.

A escuta ativa é outra peça essencial da comunicação energética. Não se trata apenas de ouvir as palavras do outro, mas de estar presente para captar o que está sendo dito nas entrelinhas – as emoções, hesitações e energias que acompanham a fala. Essa escuta profunda exige que deixemos de lado julgamentos ou respostas prontas, permitindo que o outro se sinta verdadeiramente ouvido e compreendido. Esse nível de presença cria um campo energético de confiança e conexão genuína.

A linguagem corporal também desempenha um papel crucial na comunicação energética. Gestos, posturas e expressões faciais carregam vibrações que complementam ou contradizem as palavras faladas. Um abraço caloroso pode transmitir segurança e amor mais profundamente do que qualquer declaração verbal, enquanto um olhar frio pode gerar desconforto, mesmo sem palavras. Tornar-se consciente de como utilizamos nosso corpo como meio de comunicação nos ajuda a alinhar o que transmitimos com nossas intenções.

Os tons de voz, ritmo e volume também são veículos de energia. Uma voz serena e firme inspira confiança, enquanto um tom agressivo ou hesitante pode gerar resistência ou insegurança. Cuidar da energia que colocamos em nossa voz é especialmente importante em situações delicadas, onde as palavras certas podem ser mal interpretadas se não forem acompanhadas da vibração adequada.

A comunicação energética se estende além das interações interpessoais, alcançando o ambiente e os seres ao nosso redor. Quando nos comunicamos com animais, plantas ou mesmo espaços físicos, o que transmitimos energeticamente é muitas vezes mais importante do que o que dizemos ou fazemos. Um gesto amoroso ao alimentar um animal ou uma intenção positiva ao cuidar de uma planta cria uma troca energética que nutre ambos os lados.

Os chakras, centros energéticos do corpo, desempenham um papel importante na comunicação energética. Por exemplo, o chakra da garganta, localizado na região do pescoço, está associado à expressão e à verdade. Quando esse chakra está equilibrado, nossa comunicação se torna clara, honesta e empática. Por outro lado, bloqueios nesse centro podem manifestar-se como dificuldade em se expressar ou tendência a falar de forma reativa. Práticas como cantos, mantras ou até mesmo exercícios de respiração ajudam a desbloquear e equilibrar esse chakra, promovendo uma comunicação mais harmoniosa.

Os cristais também podem ser utilizados como ferramentas para melhorar a comunicação energética. Pedras como a amazonita, o quartzo azul e a sodalita são conhecidas por suas propriedades de fortalecimento da expressão e clareza. Carregar um cristal no bolso, usá-lo como colar ou simplesmente colocá-lo em um ambiente onde conversas importantes acontecem pode ajudar a harmonizar as energias envolvidas.

A proteção energética é uma prática essencial, especialmente em interações desafiadoras. Nem sempre podemos evitar situações ou pessoas que carregam energias densas, mas podemos proteger nosso campo energético para minimizar os impactos. Visualizar uma bolha de luz ao nosso redor ou utilizar técnicas de aterramento, como caminhar descalço na terra, ajuda a manter nosso equilíbrio mesmo em ambientes energeticamente carregados.

Histórias de transformação mostram como a comunicação energética pode mudar relacionamentos e situações. Uma mulher que começou a praticar a escuta ativa com sua família relatou que os conflitos diminuíram significativamente, pois os membros se sentiam mais valorizados. Um profissional que passou a equilibrar seu chakra da garganta antes de reuniões importantes descobriu que suas palavras eram recebidas com mais abertura e respeito. Esses exemplos ilustram como pequenas mudanças na energia podem gerar grandes impactos na qualidade das conexões.

A comunicação energética também é uma via de mão dupla. Assim como transmitimos energia, também a recebemos constantemente. Tornar-se receptivo e atento ao que os outros estão transmitindo nos ajuda a responder com mais empatia e a evitar mal-entendidos. Isso não significa absorver ou internalizar energias alheias, mas estar consciente delas e escolher como interagir de forma equilibrada.

Em última análise, a comunicação energética nos convida a transcender as palavras e a nos conectar de coração para coração. Ela nos ensina que as interações mais significativas não dependem apenas do que dizemos, mas da energia que levamos a cada encontro. Ao cultivar intenções claras, presença verdadeira e harmonia em nosso campo energético, criamos um espaço onde a comunicação se torna não apenas uma troca, mas uma ponte para conexões autênticas e transformadoras

Capítulo 33
A Dança das Energias Internas

Dentro de cada ser humano coexistem duas energias complementares: o masculino e o feminino. Essas forças transcendem gênero e desempenham papéis fundamentais no equilíbrio interno e na expressão plena do ser. O masculino está associado à ação, estrutura e lógica, enquanto o feminino representa a intuição, receptividade e criatividade. Quando harmonizadas, essas energias criam um estado de equilíbrio que promove clareza, poder e uma conexão profunda com a essência.

No mundo moderno, o desequilíbrio entre essas energias é uma realidade comum. O ritmo acelerado e as demandas de produtividade frequentemente favorecem a energia masculina em detrimento do feminino, levando a uma desconexão da intuição, da paciência e do fluxo natural. Por outro lado, em alguns casos, a energia feminina pode dominar, resultando em passividade, procrastinação ou dificuldade em materializar ideias e sonhos. O caminho holístico convida à integração consciente dessas forças, permitindo que cada uma floresça em harmonia com a outra.

O equilíbrio masculino-feminino começa com a autoconsciência. Reconhecer como essas energias se manifestam em nossa vida diária é essencial para entender onde pode haver excessos ou carências. Isso pode ser feito por meio de reflexões sobre como tomamos decisões, como reagimos a desafios e como nos relacionamos com os outros. Perguntas como "Estou ouvindo minha intuição antes de agir?" ou "Estou assumindo responsabilidades demais sem permitir que outros contribuam?" ajudam a identificar padrões e ajustar o equilíbrio.

A energia masculina interna, muitas vezes associada ao arquétipo do guerreiro, representa a capacidade de agir, proteger e liderar. Quando equilibrada, ela nos dá confiança, foco e força para realizar nossos objetivos. Em excesso, pode se tornar autoritária, rígida ou insensível. Para equilibrar essa energia, práticas como definir limites saudáveis, assumir compromissos claros e agir com assertividade são essenciais, mas sempre com espaço para a escuta e a colaboração.

A energia feminina, simbolizada pelo arquétipo da mãe ou da curadora, é a fonte de criatividade, empatia e receptividade. Quando em equilíbrio, ela nos conecta com nossa intuição e nos ensina a fluir com os ciclos naturais da vida. No entanto, quando descontrolada, pode levar à indecisão, dependência ou falta de ação. Cultivar essa energia envolve práticas como meditação, expressão artística, contemplação e a valorização do silêncio e do descanso.

O movimento físico também pode ajudar a equilibrar essas energias. Atividades como yoga, tai chi ou dança consciente integram movimentos fluidos e receptivos, associados ao feminino, com posturas fortes e intencionais, ligadas ao masculino. Essas práticas promovem uma harmonia corporal que se reflete no equilíbrio interno. A dança em particular, com sua liberdade de expressão e conexão com ritmos naturais, é uma ferramenta poderosa para explorar e alinhar essas forças.

No campo emocional, o equilíbrio entre masculino e feminino se reflete na capacidade de sentir profundamente sem ser dominado pelas emoções (feminino) e de analisar os sentimentos com clareza sem reprimi-los (masculino). Essa dança emocional requer prática e paciência, mas é fundamental para uma vida emocional rica e equilibrada. Terapias e práticas de escrita reflexiva ajudam a explorar e integrar essas dimensões.

Os chakras também desempenham um papel importante nesse equilíbrio. O chakra raiz e o chakra sacral são frequentemente associados às energias masculinas e femininas, respectivamente. Enquanto o chakra raiz traz estabilidade e conexão com o mundo material, o sacral governa a criatividade e a expressão emocional. Trabalhar com esses centros por meio de meditações guiadas, cristais ou visualizações pode ajudar a alinhar essas forças dentro de nós.

O equilíbrio masculino-feminino também se manifesta nos relacionamentos. Muitas vezes, atraímos parceiros ou amigos que refletem os desequilíbrios internos dessas energias. Reconhecer isso não é motivo para culpa, mas uma oportunidade de aprendizado e crescimento mútuo. Quando cultivamos esse equilíbrio em nós mesmos, nos tornamos mais capazes de criar conexões harmoniosas, baseadas em respeito e colaboração, em vez de competição ou dependência.

Na história, encontramos arquétipos que exemplificam a união do masculino e feminino em sua expressão mais elevada. O yin e yang na filosofia chinesa, por exemplo, simbolizam a interdependência dessas forças, mostrando que uma contém a semente da outra. Na mitologia, deuses e deusas como Shiva e Shakti na tradição hindu representam essa união dinâmica, onde ação e receptividade coexistem em harmonia.

Os ciclos da natureza também oferecem lições valiosas sobre o equilíbrio dessas energias. O dia e a noite, as estações do ano e os movimentos das marés são expressões naturais do masculino e feminino em constante interação. Observar e alinhar-se com esses ciclos nos ajuda a integrar essas energias de maneira orgânica e fluida.

Histórias de transformação pessoal ilustram o impacto profundo de cultivar esse equilíbrio. Um homem que redescobriu sua criatividade ao integrar práticas como a escrita e a pintura relatou sentir-se mais completo e inspirado em sua vida profissional. Uma mulher que incorporou práticas de assertividade e autodefesa em sua rotina encontrou maior confiança e clareza em suas relações. Essas experiências mostram que o equilíbrio masculino-feminino não apenas enriquece a vida individual, mas também cria um impacto positivo no mundo ao nosso redor.

Integrar essas forças requer prática contínua, mas os benefícios são vastos. Um ser humano que vive em equilíbrio interno expressa seu potencial de forma plena, movendo-se pelo mundo com propósito, compaixão e confiança. Ele é capaz de agir com determinação, mas também de se render ao fluxo quando necessário; de liderar com força, mas também de ouvir com empatia.

    Em última análise, o equilíbrio masculino-feminino é um caminho para a totalidade. Ele nos lembra que não somos fragmentados, mas seres integrais, capazes de abraçar todas as dimensões de nossa existência. Ao harmonizar essas energias, criamos uma vida de mais autenticidade, fluidez e realização, onde cada ação é uma dança entre a força e a suavidade, a lógica e a intuição, a criação e a contemplação.

Capítulo 34
Retornando ao Essencial Divino

A reconexão espiritual é um chamado profundo para retornar à essência, uma jornada de redescoberta de nossa ligação com o sagrado que permeia tudo. Em um mundo muitas vezes dominado pela materialidade e pela distração, essa reconexão oferece um refúgio de clareza, propósito e paz interior. Não se trata de adotar crenças específicas ou seguir caminhos predeterminados, mas de reestabelecer uma relação autêntica e pessoal com o divino, seja como uma força universal, uma energia cósmica ou uma presença dentro de nós.

Esse processo de reconexão começa com o reconhecimento de que a espiritualidade é uma dimensão inerente a todos os seres humanos. Mesmo aqueles que não se identificam com tradições religiosas específicas têm uma busca inata por significado e transcendência. A reconexão espiritual nos convida a escutar esse anseio interno e a explorar as maneiras pelas quais ele pode ser alimentado e integrado à vida cotidiana.

O silêncio é uma das portas mais poderosas para a reconexão espiritual. Em um mundo cheio de ruídos externos e internos, o silêncio nos dá espaço para ouvir a voz da alma. Práticas como a meditação silenciosa ou a contemplação profunda ajudam a acalmar a mente e a abrir um canal para a percepção do sagrado. Nesse estado, o que antes parecia distante ou inacessível se torna tangível e presente.

A natureza também é um meio essencial para se reconectar espiritualmente. Montanhas, florestas, oceanos e desertos são expressões vivas da energia universal. Estar em contato com esses espaços amplia nossa consciência e nos lembra de nossa interdependência com o mundo natural. Práticas simples, como caminhar descalço na terra, meditar em um parque ou observar as estrelas, oferecem momentos de reverência e conexão profunda com o todo.

A oração, em suas muitas formas, é outra prática poderosa de reconexão. Mais do que pedir ou agradecer, a oração é um ato de abrir o coração, criando um espaço de diálogo com o divino. Ela pode ser formal, como nas tradições religiosas, ou espontânea, como um pensamento silencioso ou uma intenção amorosa. Independentemente da forma, a oração nos alinha com uma força maior e nos lembra de que nunca estamos sozinhos em nossa jornada.

Os rituais também desempenham um papel significativo nesse processo. Rituais não precisam ser complexos; eles podem ser tão simples quanto acender uma vela, escrever intenções em um papel ou criar um espaço sagrado em casa. Essas práticas estruturam a espiritualidade, oferecendo momentos específicos para se conectar e refletir. Além disso, rituais sazonais ou relacionados a fases da vida nos ajudam a honrar a impermanência e os ciclos naturais da existência.

A reconexão espiritual muitas vezes envolve a cura de feridas emocionais ou crenças limitantes relacionadas à espiritualidade. Muitas pessoas carregam experiências negativas com instituições religiosas ou sentem desconexão por causa de dúvidas ou frustrações. Trabalhar essas questões com compaixão e abertura é essencial para redescobrir a espiritualidade de maneira autêntica e significativa. Terapias, grupos de apoio ou mesmo leituras inspiradoras podem ajudar nesse processo.

Os textos sagrados e ensinamentos espirituais oferecem inspiração e orientação para a reconexão. Obras como os Sutras de Patanjali, os Evangelhos, o Bhagavad Gita, o Tao Te Ching e outros escritos espirituais contêm sabedoria atemporal que transcende fronteiras culturais e religiosas. Ler esses textos com uma mente aberta e um coração receptivo pode despertar insights profundos e ressoar com nossa própria jornada.

A música é outro canal poderoso para a reconexão espiritual. Sons e frequências elevam a vibração, acalmam a mente e abrem o coração. Cânticos, mantras e músicas meditativas criam um campo energético propício à introspecção e à comunhão com o divino. Práticas como ouvir tigelas tibetanas, cantar mantras ou simplesmente permitir-se ser tocado por uma melodia espiritual ajudam a acessar estados mais elevados de consciência.

A jornada da reconexão espiritual também pode ser catalisada por momentos de desafio ou transição. Crises pessoais, perdas ou mudanças significativas frequentemente nos levam a questionar nossas prioridades e buscar um significado mais profundo. Esses momentos, embora difíceis, são oportunidades de despertar espiritual, convidando-nos a olhar além da superfície e a nos abrir para dimensões mais amplas da vida.

O papel da gratidão na reconexão espiritual é essencial. A prática diária de agradecer pelas bênçãos, grandes ou pequenas, nos ancora no momento presente e nos lembra da abundância ao nosso redor. A gratidão cria um campo vibracional de positividade e nos conecta ao fluxo natural do universo, fortalecendo nosso senso de pertencimento ao todo.

Histórias de transformação espiritual revelam o poder dessa reconexão. Uma mulher que encontrou paz interior ao começar a praticar meditação após uma perda pessoal relatou que a experiência a ajudou a redescobrir sua força e propósito. Um homem que começou a caminhar em florestas diariamente para superar o estresse descreveu como sentiu uma conexão crescente com o divino na simplicidade do mundo natural. Essas narrativas mostram que a reconexão espiritual não exige condições especiais, mas sim a disposição de abrir o coração e o espírito.

A reconexão espiritual não é um destino, mas um caminho contínuo de crescimento e descoberta. Cada etapa dessa jornada nos leva a um entendimento mais profundo de quem somos e de nosso lugar no universo. Não importa como ou onde começamos, o que importa é a intenção de nos alinharmos com o que há de mais sagrado em nós e ao nosso redor.

Em última análise, a reconexão espiritual nos lembra de que nunca estamos desconectados – apenas esquecemos, temporariamente, de nossa ligação intrínseca com o divino. Ao cultivar práticas de silêncio, presença e reverência, reacendemos essa chama interna e nos tornamos pontes vivas entre o céu e a terra. Essa jornada nos oferece não apenas paz interior, mas também um senso renovado de propósito, amor e unidade com tudo o que é.

Capítulo 35
Além da Identidade

A transcendência do ego é uma das jornadas mais profundas e desafiadoras no caminho holístico. O ego, essa construção de identidade que criamos ao longo da vida, serve como um filtro entre o mundo exterior e nosso mundo interno. Embora seja essencial para nossa experiência terrena – ajudando-nos a navegar, proteger-nos e interagir com a realidade – o ego frequentemente se torna um obstáculo à expansão da consciência. Transcendê-lo não significa eliminá-lo, mas reconhecer seus limites e permitir que ele se integre a uma dimensão mais ampla de nosso ser.

O ego é muitas vezes confundido com quem realmente somos. Ele se identifica com papéis sociais, conquistas, posses e crenças, criando uma ilusão de separação entre nós e o todo. No entanto, quando nos apegamos excessivamente a essa identidade construída, ficamos presos em ciclos de comparação, competição e medo. A transcendência do ego nos convida a ver além dessas camadas, conectando-nos com nossa essência – aquele espaço de quietude e completude que existe além das narrativas do eu.

O primeiro passo para transcender o ego é desenvolver a consciência de sua presença. Isso exige observar nossos pensamentos, reações e padrões com honestidade e sem julgamento. Perguntas como "Por que estou agindo desta maneira?" ou "De onde vem essa necessidade de aprovação?" ajudam a desmascarar as estratégias do ego. Essa auto-observação é uma prática contínua, que se torna mais refinada com o tempo.

A prática da meditação é uma ferramenta essencial nesse processo. Ao sentar em silêncio e observar os pensamentos que surgem, começamos a perceber que não somos os pensamentos, mas o espaço no qual eles ocorrem. Essa realização nos distancia do apego às narrativas do ego, permitindo que reconheçamos um estado de ser mais profundo. Técnicas como a meditação mindfulness ou o uso de mantras ajudam a silenciar o ruído interno e a cultivar essa percepção expansiva.

Outro aspecto importante da transcendência do ego é trabalhar com o desapego. O ego se apega a pessoas, objetos e ideias, acreditando que eles são essenciais para nossa felicidade ou identidade. No entanto, essa dependência frequentemente gera sofrimento quando enfrentamos mudanças ou perdas. O desapego não significa abandonar ou rejeitar essas coisas, mas reconhecer que nossa essência não depende delas. Ele é um convite a experimentar a vida com leveza, aceitando o fluxo natural de chegada e partida.

As emoções também são um campo fértil para observar o ego. Sentimentos como inveja, raiva ou orgulho geralmente indicam que o ego está reagindo a uma ameaça percebida. Em vez de reprimir essas emoções, a transcendência do ego nos convida a explorá-las com curiosidade, identificando os medos e inseguranças subjacentes. Esse processo de acolhimento e compreensão dissolve o poder que essas emoções têm sobre nós.

A humildade é uma qualidade central para transcender o ego. Reconhecer que não sabemos tudo, que não precisamos estar certos o tempo todo e que somos parte de algo muito maior do que nós mesmos enfraquece o domínio do ego. A humildade nos abre para a aprendizagem contínua, para ouvir os outros com empatia e para aceitar nossas imperfeições como parte da jornada.

O serviço aos outros também é um caminho poderoso para superar as armadilhas do ego. Quando nos dedicamos a ajudar sem esperar algo em troca, nossa perspectiva se expande e a identificação com o ego diminui. Atos simples de generosidade, como ouvir alguém com atenção ou oferecer tempo e recursos a quem precisa, nos conectam à energia universal de compaixão e nos lembram de que estamos interligados.

A integração da sombra é outra etapa crucial nesse processo. A sombra, como descrita por Carl Jung, representa os aspectos de nós mesmos que rejeitamos ou reprimimos. O ego frequentemente luta para esconder essas partes, temendo que elas prejudiquem nossa autoimagem. No entanto, a verdadeira transcendência envolve acolher e integrar a sombra, reconhecendo que ela contém sabedoria e potencial para crescimento. Terapias, escrita reflexiva e práticas artísticas são ferramentas eficazes para esse trabalho.

Práticas espirituais como o yoga e a contemplação ajudam a alinhar corpo, mente e espírito, criando um estado de equilíbrio que enfraquece a dominação do ego. O yoga, em particular, combina movimento e respiração para purificar o corpo e a mente, enquanto a contemplação nos convida a refletir sobre questões profundas da existência, ampliando nossa visão de nós mesmos e do universo.

O ego também pode ser desafiado por experiências de conexão profunda com a natureza ou com o sagrado. Estar em um ambiente natural grandioso – como uma montanha, floresta ou oceano – nos lembra de nossa pequenez em relação ao cosmos e ao mesmo tempo de nossa conexão com tudo. Esses momentos de reverência silenciosa abrem espaço para uma percepção mais ampla e unificada, onde o ego perde sua centralidade.

Histórias de pessoas que passaram por momentos de transcendência do ego ilustram a transformação que isso pode trazer. Um empresário que encontrou clareza e paz após uma experiência meditativa profunda relatou que suas prioridades mudaram completamente, levando-o a buscar um trabalho mais alinhado com seus valores. Uma mulher que enfrentou crises emocionais encontrou alívio ao perceber que muitos de seus medos vinham de expectativas irreais impostas pelo ego, permitindo que ela se libertasse e vivesse com mais leveza.

A transcendência do ego não significa que ele desaparece completamente. Ele continua a desempenhar um papel prático na vida, ajudando-nos a tomar decisões e a nos proteger em situações desafiadoras. No entanto, ao transcender sua influência central, aprendemos a usá-lo como uma ferramenta, em vez de sermos controlados por ele.

    Em última análise, a transcendência do ego nos leva a um estado de maior liberdade, autenticidade e conexão. Ela nos permite viver com mais presença, reconhecer a interconexão com tudo ao nosso redor e acessar a sabedoria que está além das limitações da mente. Nesse processo, descobrimos que somos muito mais do que pensamos ser – somos expressões do infinito, navegando por uma jornada de expansão e autodescoberta.

Capítulo 36
A Teia Invisível

A conexão energética é uma realidade sutil, mas poderosa, que permeia todas as interações humanas, os ambientes e até mesmo nossa relação com o universo. Ela transcende as barreiras do físico, revelando que somos todos parte de uma teia de energia interligada, em constante troca e influência mútua. Para o ser holístico, compreender e cultivar essa conexão é essencial para viver em harmonia, proteger-se de energias densas e expandir a própria vibração.

A base da conexão energética está na percepção de que tudo no universo é energia em movimento. Desde os átomos que compõem nosso corpo até as emoções que sentimos, tudo vibra em frequências específicas. Essa vibração é influenciada por pensamentos, sentimentos e intenções, tanto nossas quanto das pessoas e ambientes ao nosso redor. Reconhecer essa dinâmica é o primeiro passo para navegar conscientemente no campo energético que compartilhamos.

Os relacionamentos interpessoais são uma das formas mais evidentes de conexão energética. Cada interação, seja breve ou profunda, cria um laço vibracional. Quando estamos perto de pessoas com energias elevadas – como alegria, amor ou gratidão – nossas próprias vibrações tendem a se alinhar com essas frequências. Por outro lado, interações com energias densas, como raiva ou ressentimento, podem nos drenar ou desestabilizar. Estar consciente dessa troca nos ajuda a cultivar conexões saudáveis e a proteger nosso campo energético.

A proteção energética é uma prática fundamental para manter o equilíbrio em meio a essas interações. Visualizações de luz ao redor do corpo, como imaginar-se envolto em uma bolha de luz dourada ou branca, criam uma barreira energética que impede que vibrações densas nos afetem diretamente. Outras práticas incluem carregar cristais protetores, como turmalina negra ou obsidiana, e utilizar sprays ou defumações com ervas como sálvia ou alecrim para limpar e fortalecer a aura.

Ambientes também possuem suas próprias energias, influenciadas pelas pessoas que os frequentam, pelos objetos que contêm e pela história do local. Ao entrar em um espaço, é possível sentir se ele está carregado de calma ou tensão, mesmo sem que nada seja dito. Para harmonizar a energia de um ambiente, práticas como reorganizar móveis, incorporar plantas, abrir janelas para a entrada de luz natural ou utilizar sons, como sinos tibetanos, ajudam a elevar a vibração do espaço.

A conexão energética com a natureza é uma das formas mais restauradoras e equilibrantes de interação. A terra, as árvores, os rios e o céu vibram em frequências que naturalmente acalmam e reenergizam o ser humano. Atividades como caminhar descalço na grama (earthing), abraçar uma árvore ou meditar ao ar livre criam um alinhamento profundo entre nosso campo energético e o campo magnético da Terra, promovendo equilíbrio e cura.

Os chakras, centros energéticos do corpo, são pontos de entrada e saída de energia que influenciam nossa conexão com o mundo ao redor. Manter esses centros alinhados e equilibrados é essencial para uma conexão energética saudável. Técnicas como meditação com foco nos chakras, cromoterapia, Reiki ou até mesmo a prática de yoga ajudam a desbloquear e harmonizar esses canais, permitindo que a energia flua livremente pelo corpo.

A respiração consciente é outra ferramenta poderosa para intensificar a conexão energética. A respiração conecta o mundo interno e externo, trazendo energia vital (prana) para o corpo e ajudando a liberar tensões acumuladas. Práticas como a respiração alternada (nadi shodhana) ou respirações profundas e intencionais aumentam a sensibilidade ao fluxo de energia dentro e fora do corpo.

A intuição é uma expressão direta de nossa conexão energética. É por meio dela que percebemos sutilezas, como o humor de uma pessoa antes mesmo de ela falar ou a energia de um lugar antes de entrar nele. Cultivar a intuição envolve confiar nesse sexto sentido e permitir que ele nos guie em decisões e interações. Práticas como silêncio introspectivo, escrita intuitiva ou meditação ampliam essa sensibilidade.

As conexões energéticas também transcendem o tempo e o espaço. Laços vibracionais criados com pessoas, lugares ou situações continuam a existir, mesmo após a ausência física. É por isso que memórias intensas ainda carregam sensações vívidas ou por que pensamos em alguém no momento em que essa pessoa entra em contato. Trabalhar conscientemente para limpar e equilibrar essas conexões, por meio de rituais de corte energético ou intenções de perdão e liberação, ajuda a evitar vínculos que drenam nossa energia.

A vibração coletiva é outra dimensão importante da conexão energética. Em um ambiente onde muitas pessoas compartilham sentimentos elevados, como amor ou gratidão, o campo vibracional se intensifica, criando uma atmosfera poderosa. Da mesma forma, ambientes de conflito ou medo podem gerar um campo coletivo denso que afeta todos os presentes. Contribuir positivamente para a energia coletiva, por meio de práticas como meditações globais ou ações compassivas, eleva não apenas a nossa vibração, mas também a do todo.

Histórias de conexão energética ilustram como essa dinâmica é real e transformadora. Uma mulher que começou a praticar meditações de proteção relatou sentir-se menos afetada por ambientes tensos no trabalho, enquanto um homem que incorporou caminhadas diárias na natureza notou uma melhora significativa em seu humor e energia. Esses relatos mostram como práticas simples podem transformar a maneira como nos conectamos energeticamente com o mundo.

A conexão energética também nos lembra de nossa interdependência. Cada pensamento, intenção e ação gera uma onda que afeta o coletivo. Isso nos convida a viver com mais consciência, escolhendo contribuir com vibrações elevadas para o campo energético compartilhado. Pequenos gestos, como oferecer um sorriso, praticar a gratidão ou enviar pensamentos positivos a alguém em dificuldade, têm um impacto que vai além do visível.

Em última análise, a conexão energética é um reflexo de nossa essência. Ela nos lembra de que somos parte de um todo vibrante e interligado, onde cada interação, por mais simples que pareça, é uma troca significativa. Ao cultivar práticas que harmonizam nossa energia e ampliam nossa percepção, nos tornamos mais conscientes do poder que temos de influenciar o mundo ao nosso redor e de ser influenciados por ele. Viver com essa consciência é um ato de alinhamento, equilíbrio e contribuição para um universo mais harmônico e elevado.

Capítulo 37
O Universo em Movimento

A sincronicidade e os sinais são manifestações sutis, porém poderosas, de como o universo se comunica conosco. Esses fenômenos, muitas vezes interpretados como coincidências significativas, servem como lembretes de que estamos conectados a uma inteligência maior que nos guia, orienta e inspira. Para o ser holístico, aprender a reconhecer e interpretar esses sinais é uma forma de alinhar-se com o fluxo da vida e de viver com mais propósito e consciência.

O conceito de sincronicidade foi popularizado pelo psicólogo Carl Jung, que o descreveu como a ocorrência de eventos que, embora aparentemente sem relação causal, possuem um profundo significado para quem os vivencia. Esses momentos desafiam a lógica convencional e despertam a sensação de que algo maior está em ação, organizando os eventos de maneira a nos revelar mensagens ou direções.

A primeira chave para compreender a sincronicidade é estar atento ao momento presente. Muitas vezes, os sinais estão ao nosso redor, mas passam despercebidos devido à distração ou à pressa. Cultivar a presença, por meio de práticas como mindfulness ou meditação, amplia nossa percepção e nos torna mais receptivos a essas mensagens. Isso nos permite observar detalhes que, de outra forma, poderiam ser ignorados, como números repetidos, encontros inesperados ou padrões recorrentes em nossas experiências.

Os sinais podem se manifestar de inúmeras maneiras. Números como 11:11, 22:22 ou sequências repetidas aparecem frequentemente para pessoas que estão em busca de respostas ou em momentos de transformação. Animais, como pássaros ou borboletas, podem surgir em contextos específicos, simbolizando mudanças, proteção ou mensagens do inconsciente. Sonhos vívidos, músicas que tocam em momentos oportunos ou até mesmo palavras ditas por estranhos podem conter significados profundos que ressoam com nossa jornada.

A interpretação dos sinais exige uma abordagem intuitiva. Em vez de buscar explicações lógicas ou literais, é importante perguntar: "O que isso significa para mim neste momento?" Essa pergunta nos ajuda a acessar nossa sabedoria interna, permitindo que o significado do sinal emerja de maneira pessoal e única. Anotar esses eventos e as emoções que despertam também é uma prática valiosa para identificar padrões e mensagens recorrentes.

A sincronicidade frequentemente ocorre em momentos de transição ou dúvida, quando estamos mais abertos a orientações externas. Por exemplo, alguém que considera mudar de carreira pode encontrar, em sequência, uma série de eventos que apontam para a mesma direção – um livro que menciona a área de interesse, um convite inesperado para um evento relacionado ou uma conversa com alguém que já trilhou esse caminho. Esses momentos não são apenas coincidências, mas convites para seguir adiante com confiança.

O universo também usa a sincronicidade para confirmar que estamos no caminho certo. Quando alinhamos nossas ações com nossa essência e propósito, a vida parece fluir com mais facilidade, e eventos significativos começam a se desenrolar. Por outro lado, a ausência de sincronicidade ou a presença de bloqueios recorrentes pode ser um sinal de que precisamos reavaliar nossas escolhas e direções.

Os sonhos são um terreno fértil para sinais e sincronicidades. Muitas tradições espirituais e terapias modernas reconhecem os sonhos como canais de comunicação com o inconsciente e com o divino. Sonhos recorrentes, figuras simbólicas ou emoções intensas que emergem durante o sono podem conter mensagens importantes. Manter um diário de sonhos e refletir sobre os símbolos que surgem ajuda a decifrar essas mensagens e integrá-las à vida desperta.

A natureza é outra fonte constante de sincronicidade. Os ciclos das estações, os movimentos da lua e os padrões das marés refletem a inteligência universal que organiza a vida. Observar os ritmos naturais e alinhar nossas ações com eles – como plantar sementes na primavera ou liberar hábitos na lua minguante – nos conecta a essa sincronicidade universal, permitindo que fluamos com mais harmonia.

A sincronicidade também nos ensina sobre paciência e confiança. Nem todos os sinais trazem respostas imediatas ou soluções prontas. Às vezes, eles nos convidam a permanecer abertos e receptivos, confiando que o caminho se revelará no momento certo. Esse estado de rendição nos ajuda a abandonar o controle excessivo e a permitir que o universo nos guie de maneiras inesperadas e muitas vezes surpreendentes.

Histórias de sincronicidade são testemunhos de como esses momentos podem transformar vidas. Um homem que hesitava em mudar de cidade encontrou, no mesmo dia, três pessoas diferentes que mencionaram exatamente o lugar para onde ele estava pensando em se mudar, confirmando sua decisão. Uma mulher que buscava inspiração em um momento de crise encontrou, em uma caminhada aleatória, um livro deixado em um banco com uma mensagem que parecia escrita para ela. Esses relatos mostram como a sincronicidade atua como um farol em meio à incerteza.

A gratidão é uma prática que amplifica a sincronicidade. Quando expressamos gratidão pelos sinais recebidos, enviamos uma mensagem ao universo de que estamos atentos e abertos a mais orientações. Esse estado de receptividade cria um campo vibracional que atrai ainda mais sincronicidades, reforçando nosso alinhamento com o fluxo universal.

Em última análise, a sincronicidade e os sinais nos lembram de que estamos profundamente conectados ao tecido do universo. Eles nos convidam a viver com mais presença, confiança e abertura, reconhecendo que cada evento, por menor que pareça, tem um propósito e um lugar em nossa jornada. Ao aprender a ouvir essas mensagens sutis, nos tornamos cocriadores conscientes de nossa realidade, navegando pela vida com um senso de magia, significado e interconexão.

Capítulo 38
O Chamado Interno

A intuição é a voz sutil da sabedoria interior, um guia silencioso que transcende a lógica e nos conecta com uma fonte mais profunda de conhecimento. No caminho holístico, a intuição não é vista como um dom reservado a poucos, mas como uma habilidade inata, acessível a todos que se dispõem a cultivá-la. Reconhecer e confiar nessa capacidade é uma jornada de autodescoberta que nos permite tomar decisões mais alinhadas com nossa essência, acessar insights únicos e viver com mais autenticidade.

A intuição frequentemente se manifesta de maneira sutil, como uma sensação inexplicável, uma ideia que surge repentinamente ou um "pressentimento" em relação a algo ou alguém. Esses momentos muitas vezes desafiam a lógica convencional, mas carregam uma certeza que ressoa profundamente em nosso ser. O primeiro passo para acessar essa sabedoria é aprender a reconhecer esses sinais e distingui-los de medos ou pensamentos condicionados. Isso requer prática e confiança.

O silêncio é um aliado poderoso no desenvolvimento da intuição. Em um mundo repleto de estímulos, a mente muitas vezes se sobrepõe à voz da intuição. Práticas como a meditação, a contemplação e o mindfulness ajudam a acalmar a mente, criando espaço para que a intuição se manifeste com mais clareza. Ao cultivar o silêncio interno, abrimos um canal direto para essa fonte de sabedoria, permitindo que ela flua sem interferências.

O corpo também é um veículo para a intuição. Sensações físicas, como um aperto no peito ou um calor repentino, frequentemente acompanham mensagens intuitivas. Prestar atenção a essas respostas corporais – o que muitos chamam de "sentir no fundo do estômago" – ajuda a identificar quando estamos sendo guiados pela intuição. Práticas de conexão corporal, como yoga, tai chi ou dança intuitiva, fortalecem essa sensibilidade e nos ajudam a interpretar essas mensagens com maior precisão.

Os sonhos são outra via pela qual a intuição se comunica. Durante o sono, quando a mente consciente está em repouso, a intuição pode se expressar por meio de símbolos, narrativas ou emoções intensas. Manter um diário de sonhos e refletir sobre seus significados oferece insights valiosos sobre questões que podem não ser claras na vida desperta. Mesmo os sonhos aparentemente desconexos podem conter pistas sutis, que se revelam quando olhamos além da superfície.

A natureza é uma aliada constante no fortalecimento da intuição. A simplicidade dos ciclos naturais e a harmonia intrínseca ao mundo vivo nos lembram de nossa própria conexão com a sabedoria universal. Caminhadas em florestas, banhos de mar ou momentos de contemplação sob o céu estrelado ajudam a alinhar nossa energia com o fluxo natural da vida, ampliando nossa capacidade de ouvir a intuição. Nessas experiências, muitas vezes recebemos respostas ou percepções inesperadas.

A escrita intuitiva é uma ferramenta prática para acessar a sabedoria interior. Sentar com papel e caneta, sem um objetivo específico, e permitir que as palavras fluam livremente ajuda a bypassar a mente consciente e acessar camadas mais profundas do inconsciente. Essa prática frequentemente revela ideias, desejos ou respostas que estavam escondidos à primeira vista. Revisar o que foi escrito com curiosidade, em vez de julgamento, fortalece a confiança na intuição.

A arte também é uma expressão direta da intuição. Pintar, desenhar, cantar ou tocar um instrumento sem um objetivo claro permite que a intuição se manifeste de maneira espontânea e criativa. Essas formas de expressão não apenas nos conectam com nossa sabedoria interior, mas também nos ajudam a processar emoções e a explorar aspectos ocultos de nós mesmos.

O desafio de confiar na intuição muitas vezes reside no medo de errar. A mente analítica frequentemente questiona a validade das mensagens intuitivas, exigindo provas ou garantias. Superar esse medo envolve prática e experimentação. Começar com pequenas decisões – como escolher um caminho diferente para ir ao trabalho ou seguir um impulso de entrar em contato com alguém – ajuda a fortalecer a confiança na intuição. Com o tempo, essa confiança se expande para escolhas maiores e mais significativas.

A intuição também está profundamente conectada à sabedoria coletiva. Muitas tradições espirituais falam de uma "consciência universal" ou "campo akáshico", onde todo o conhecimento está disponível. Acessar esse campo por meio de estados meditativos ou momentos de profunda presença nos permite receber insights que transcendem nossa experiência individual. Essa conexão com a sabedoria universal nos lembra de que somos parte de um todo maior, e que nossas intuições frequentemente servem não apenas a nós, mas também ao coletivo.

Histórias de transformação mostram o poder da intuição em momentos cruciais. Uma mulher que, após sentir um forte impulso de mudar de carreira, descobriu sua verdadeira paixão e propósito ao seguir sua intuição. Um homem que, ao confiar em um "pressentimento" sobre uma viagem, encontrou a oportunidade que mudou sua vida. Esses relatos mostram que a intuição frequentemente nos guia para além do que podemos prever ou planejar.

A prática da gratidão amplifica nossa conexão com a intuição. Agradecer pelos insights recebidos, mesmo os pequenos, fortalece a confiança nesse processo e nos torna mais receptivos a futuras orientações. Essa prática também nos ajuda a perceber que a intuição não é um evento isolado, mas um fluxo contínuo de comunicação com nosso ser mais profundo e com o universo.

Em última análise, a intuição é uma expressão de quem somos em nossa essência. É a conexão direta com nossa sabedoria interior, que está sempre presente, esperando ser ouvida. Ao aprender a confiar nela e a integrá-la em nossas vidas, acessamos uma fonte inesgotável de orientação, criatividade e clareza. Esse caminho nos convida a viver com mais autenticidade e propósito, sabendo que, mesmo diante da incerteza, carregamos dentro de nós as respostas que buscamos.

Capítulo 39
Holismo em um Mundo Acelerado

O holismo, enquanto abordagem integrativa e expansiva, encontra na modernidade desafios e oportunidades únicas. Em um mundo acelerado, interconectado e tecnologicamente avançado, o ser holístico busca harmonizar as demandas da vida contemporânea com a necessidade de conexão profunda consigo mesmo, com os outros e com o universo. Este capítulo explora como o holismo se adapta e se fortalece em meio às pressões da modernidade, transformando desafios em caminhos para uma vida mais equilibrada e significativa.

A modernidade trouxe consigo a promessa de progresso, mas também a fragmentação. Dividimos nosso tempo entre trabalho, família, estudos e lazer, frequentemente desconectados de nossos ciclos naturais e necessidades espirituais. A tecnologia, embora facilite a comunicação e o acesso ao conhecimento, muitas vezes nos afasta do momento presente, criando um estado de hiperconexão digital e desconexão interna. Nesse cenário, o holismo se apresenta como uma bússola, ajudando-nos a integrar as partes de nossa vida em um todo harmonioso.

Um dos pilares do holismo na modernidade é a atenção plena, ou mindfulness. Essa prática, que nos ensina a estar presentes no aqui e agora, é uma ferramenta poderosa para enfrentar as demandas constantes da vida moderna. Reservar momentos diários para respirar conscientemente, observar os pensamentos sem julgamento e reconectar-se com o corpo é uma forma prática de trazer o holismo para a rotina. Essas pausas, embora breves, têm o poder de transformar o caos em clareza.

A tecnologia, muitas vezes vista como uma barreira à vida holística, também pode ser uma aliada quando usada com intenção. Aplicativos de meditação, diários digitais e plataformas de aprendizado oferecem recursos valiosos para quem busca equilíbrio. No entanto, é essencial estabelecer limites claros para o uso da tecnologia, reservando momentos de desconexão digital. Práticas como deixar o celular fora do quarto ou dedicar as primeiras horas do dia a atividades offline ajudam a criar um espaço para o silêncio interior.

O ambiente urbano, característico da modernidade, também apresenta desafios para o ser holístico. A falta de contato com a natureza, o ritmo acelerado e a superlotação podem gerar estresse e desequilíbrios energéticos. Para contrabalançar esses efeitos, é importante trazer elementos naturais para o cotidiano. Plantas em casa, caminhadas em parques e até mesmo a contemplação do céu urbano são formas simples, mas eficazes, de se reconectar com o ritmo natural em meio ao concreto.

A alimentação moderna, frequentemente industrializada e desequilibrada, é outro aspecto que desafia o holismo. Optar por alimentos frescos, locais e minimamente processados não é apenas um ato de cuidado com o corpo, mas também uma forma de honrar o planeta. Preparar refeições com presença e gratidão transforma a alimentação em um ritual de nutrição integral, conectando corpo, mente e espírito.

O trabalho, elemento central da vida moderna, pode ser tanto uma fonte de realização quanto de desconexão. O ser holístico busca alinhar sua carreira com seus valores, encontrando propósito em suas atividades diárias. Mesmo em ocupações desafiadoras, é possível integrar práticas holísticas, como intervalos para meditação, interação consciente com colegas e a escolha de projetos alinhados com seu impacto positivo no mundo. O equilíbrio entre produtividade e autocuidado é essencial para evitar o esgotamento e manter a energia vital.

As relações interpessoais também enfrentam as pressões da modernidade, com o ritmo acelerado dificultando conexões autênticas. O ser holístico prioriza a qualidade sobre a quantidade, cultivando relacionamentos baseados em escuta ativa, empatia e autenticidade. Reservar tempo para conversas significativas, desconectar-se das redes sociais durante interações presenciais e expressar gratidão regularmente são práticas que fortalecem laços genuínos.

A integração de práticas ancestrais na modernidade é uma maneira poderosa de trazer equilíbrio ao cotidiano. O uso de técnicas como meditação, yoga, respiração consciente e rituais simples permite acessar a sabedoria de tradições antigas em um contexto contemporâneo. Essas práticas não apenas nos conectam com o passado, mas também nos ancoram no presente, oferecendo ferramentas para lidar com os desafios modernos.

O holismo também se manifesta na maneira como encaramos o consumo na modernidade. A busca pelo minimalismo – viver com menos, mas com mais intenção – está alinhada com os princípios holísticos. Reduzir o consumo excessivo, optar por produtos sustentáveis e valorizar experiências em vez de posses materiais são formas de viver com mais leveza e consciência. Essa abordagem não apenas beneficia o indivíduo, mas também contribui para a saúde do planeta.

A espiritualidade na modernidade, muitas vezes dissociada de tradições religiosas formais, encontra novas formas de expressão. Práticas como mindfulness, meditação guiada e retiros urbanos oferecem oportunidades de reconexão espiritual em meio à agitação. O ser holístico compreende que a espiritualidade não está confinada a momentos específicos, mas pode ser vivida em cada ato cotidiano – desde apreciar uma xícara de chá até encontrar significado em um desafio inesperado.

A ciência moderna, frequentemente vista como oposta ao holismo, tem contribuído para validar práticas holísticas. Estudos sobre os benefícios da meditação, os efeitos do contato com a natureza e a influência da alimentação no bem-estar mental ilustram como tradições antigas e descobertas contemporâneas podem se complementar. Essa integração reforça a legitimidade do holismo e amplia sua aceitação na sociedade moderna.

Histórias de pessoas que aplicaram o holismo na modernidade demonstram seu impacto transformador. Um jovem profissional que implementou práticas de mindfulness no trabalho relatou aumento na produtividade e redução do estresse. Uma mãe que adotou uma abordagem minimalista na criação de seus filhos encontrou mais tempo e espaço para momentos significativos em família. Esses exemplos mostram que o holismo não é uma utopia distante, mas uma escolha prática e acessível.

Em última análise, o holismo na modernidade é um convite para viver de forma mais consciente, alinhando o ritmo acelerado da vida contemporânea com a profundidade das necessidades humanas. Ele nos lembra que, mesmo em um mundo em constante mudança, podemos encontrar equilíbrio, conexão e propósito. Integrar práticas holísticas ao cotidiano não é apenas uma forma de sobreviver à modernidade, mas de prosperar nela, criando uma vida rica em significado e harmonia.

Capítulo 40
O Portal da Noite

As horas que antecedem o sono são um portal silencioso para a renovação e o autoconhecimento. Durante a noite, enquanto o corpo descansa, a mente se reorganiza, e o espírito se reconecta com dimensões mais sutis. No contexto holístico, as práticas noturnas são mais do que rituais de encerramento; elas são momentos de alinhamento, introspecção e preparação para a jornada interior que acontece no sono. Cultivar essas práticas não apenas melhora a qualidade do descanso, mas também enriquece a conexão com a essência e o universo.

O primeiro passo para uma prática noturna holística é criar uma transição suave entre as atividades do dia e o estado de repouso. A rotina acelerada da modernidade muitas vezes carrega sua energia para o período noturno, dificultando o relaxamento. Estabelecer um conjunto de rituais que sinalizem o fim das demandas externas e o início de um estado de introspecção é essencial. Esses rituais podem ser simples, como diminuir as luzes, desligar dispositivos eletrônicos e reservar um momento para respirações profundas.

O ambiente noturno desempenha um papel crucial na preparação para o sono. Um espaço organizado, com iluminação suave e elementos naturais, como plantas ou cristais, cria uma atmosfera de calma e acolhimento. Aromaterapia com óleos essenciais, como lavanda, camomila ou cedro, pode ser usada para induzir um estado de relaxamento profundo. O uso de tecidos macios e naturais na cama e roupas confortáveis também contribui para a criação de um santuário noturno que promove a serenidade.

A desconexão da tecnologia é uma prática indispensável para a harmonia noturna. A luz azul emitida por telas interfere no ciclo circadiano, dificultando a produção de melatonina, o hormônio do sono. Além disso, o conteúdo consumido – e-mails, redes sociais ou notícias – muitas vezes ativa a mente, em vez de acalmá-la. Estabelecer um limite, como desligar dispositivos uma hora antes de dormir, cria um espaço para práticas mais introspectivas e harmoniosas.

A meditação noturna é uma ferramenta poderosa para desacelerar a mente e preparar o corpo para o descanso. Práticas como a meditação guiada, o mindfulness ou a meditação de escaneamento corporal ajudam a liberar tensões acumuladas durante o dia e a entrar em um estado de relaxamento profundo. Visualizações de cenários tranquilos, como florestas ou oceanos, também são eficazes para acalmar a mente e induzir o sono.

A escrita reflexiva é outra prática noturna que promove o alinhamento interior. Reservar alguns minutos para registrar pensamentos, emoções ou gratidões no final do dia cria um espaço para liberar preocupações e celebrar pequenas conquistas. Esse hábito não apenas organiza a mente, mas também cultiva a presença e o reconhecimento das lições diárias, preparando o terreno para uma noite de descanso consciente.

A conexão espiritual é uma dimensão central das práticas noturnas holísticas. O período antes do sono é um momento poderoso para se reconectar com o sagrado, seja por meio de orações, mantras ou intenções. A gratidão é uma forma simples e poderosa de elevar a vibração antes de dormir. Agradecer pelas experiências, aprendizados e bênçãos do dia ajuda a alinhar a energia com frequências mais elevadas, criando um campo vibracional propício para o descanso e a renovação.

Os sonhos são um aspecto fundamental da jornada noturna. Eles oferecem insights, curas e mensagens do inconsciente e das dimensões espirituais. Cultivar a intenção de lembrar os sonhos antes de dormir e manter um diário ao lado da cama para registrar impressões ao despertar ajudam a fortalecer essa conexão. Práticas como a meditação com cristais, como ametista ou quartzo claro, podem intensificar a clareza dos sonhos e abrir portas para experiências mais profundas.

O sono lúcido é outra dimensão fascinante das práticas noturnas. Essa habilidade de estar consciente durante os sonhos permite explorar o universo onírico com propósito e intenção. Técnicas como a repetição de afirmações antes de dormir – "Estou consciente nos meus sonhos" – e a prática de questionar a realidade durante o dia ajudam a desenvolver essa habilidade. O sono lúcido não apenas enriquece a experiência noturna, mas também oferece oportunidades de autodescoberta e cura.

A respiração consciente é uma prática simples, mas profundamente eficaz, para preparar o corpo e a mente para o repouso. Exercícios como a respiração 4-7-8 – inspirar por quatro segundos, segurar por sete e expirar por oito – ajudam a ativar o sistema nervoso parassimpático, responsável pelo relaxamento. Essa técnica reduz a frequência cardíaca, acalma a mente e cria uma sensação de segurança que facilita o sono.

As práticas noturnas também podem incluir o uso de som como ferramenta de alinhamento. Frequências específicas, como os sons binaurais ou frequências solfeggio, induzem estados de relaxamento profundo e equilíbrio energético. O som de tigelas tibetanas ou cânticos suaves cria uma atmosfera de serenidade que prepara o campo energético para a noite.

Histórias de transformação pessoal mostram o impacto das práticas noturnas na vida holística. Um homem que começou a meditar antes de dormir relatou uma redução significativa no estresse e maior clareza ao despertar. Uma mulher que adotou a escrita reflexiva como parte de sua rotina noturna experimentou uma conexão mais profunda com seus sonhos e maior compreensão de seus processos emocionais. Esses relatos ilustram como pequenos ajustes na rotina noturna podem criar uma mudança profunda no bem-estar geral.

O período noturno também é um momento de regeneração energética. Visualizar luzes douradas ou brancas envolvendo o corpo durante os momentos antes do sono ajuda a restaurar e proteger o campo energético. Essa prática, conhecida como banho de luz, limpa as energias acumuladas durante o dia e cria um escudo vibracional que promove um sono mais reparador.

      Em última análise, as práticas noturnas são um convite para transformar a noite em um momento de renovação consciente. Elas nos lembram de que o descanso não é apenas um estado passivo, mas uma oportunidade ativa de alinhar corpo, mente e espírito. Ao integrar essas práticas à rotina, criamos um espaço sagrado para a introspecção, a cura e a expansão, despertando cada manhã com mais vitalidade, clareza e propósito.

Capítulo 41
Libertando Linhagens

A cura transgeracional é uma jornada profunda para reconhecer, entender e transformar os padrões emocionais, energéticos e comportamentais que atravessam gerações. Esses padrões, frequentemente herdados inconscientemente, moldam quem somos e como vivemos. O caminho holístico nos convida a explorar essas influências, não como uma forma de reviver a dor do passado, mas como um portal para a liberdade, a integração e a renovação.

A ideia de herança transgeracional transcende o aspecto genético. Embora traços biológicos sejam transmitidos de geração em geração, há também um legado emocional e energético que se manifesta em crenças, comportamentos e dinâmicas familiares. Traumas não resolvidos, segredos guardados ou conflitos reprimidos podem se perpetuar, aparecendo de maneiras sutis ou explícitas nos descendentes. Reconhecer esses padrões é o primeiro passo para interromper ciclos e criar novas possibilidades para o futuro.

A jornada da cura transgeracional começa com a consciência. Refletir sobre a história familiar, os desafios enfrentados por antepassados e as narrativas predominantes em sua linhagem oferece uma visão mais clara sobre o que está influenciando sua vida. Perguntas como "Quais padrões se repetem em minha família?" ou "Que histórias se destacam na memória coletiva de minha linhagem?" ajudam a trazer essas influências à superfície.

Práticas como a constelação familiar são ferramentas poderosas para essa exploração. Essa abordagem sistêmica, criada por Bert Hellinger, revela as dinâmicas ocultas nas famílias e permite que os indivíduos assumam novos papéis dentro dessas redes, rompendo ciclos de dor e sofrimento. Ao trabalhar com a constelação, muitas pessoas experimentam uma liberação emocional e energética, permitindo que sigam em frente com mais leveza e clareza.

Outro aspecto importante da cura transgeracional é o reconhecimento e a aceitação. Muitas vezes, os padrões que carregamos estão ligados a eventos traumáticos que não foram processados ou aceitos por gerações anteriores. Ao honrar essas experiências e reconhecer o impacto que tiveram, criamos espaço para a cura. Isso pode ser feito por meio de rituais simbólicos, como acender velas para ancestrais ou criar momentos de gratidão pela força que foi transmitida por eles, mesmo em meio às dificuldades.

O perdão desempenha um papel central na cura transgeracional. O perdão não é sobre justificar ações ou ignorar feridas, mas sobre liberar a carga emocional e energética que nos prende ao passado. Perdoar antepassados, pais ou até a si mesmo por perpetuar certos padrões é um ato de libertação que beneficia não apenas o indivíduo, mas também a linhagem como um todo. Meditações guiadas, cartas não enviadas ou rituais de liberação são práticas eficazes nesse processo.

Os traumas transgeracionais frequentemente se manifestam no corpo. Sensações de peso nos ombros, dores inexplicáveis ou tensões persistentes podem ser indicadores de cargas herdadas. Trabalhos corporais, como a terapia somática, ajudam a liberar essas memórias armazenadas, permitindo que a energia estagnada flua livremente. A dança intuitiva ou movimentos conscientes também são formas de expressar e transformar essa energia.

O campo energético é outra dimensão onde os padrões transgeracionais se alojam. Técnicas como Reiki, terapia com cristais ou visualizações de limpeza energética ajudam a remover bloqueios e restaurar o equilíbrio. Visualizar raízes se expandindo da base de seu corpo para a terra, liberando toda energia pesada ou densa, é uma prática simples, mas poderosa, para alinhar-se com a força restauradora do planeta.

Os sonhos são um canal profundo para acessar e trabalhar com a cura transgeracional. Muitos relataram receber mensagens de ancestrais ou reviver experiências familiares por meio de sonhos. Manter um diário de sonhos e refletir sobre os símbolos e emoções que surgem oferece pistas valiosas sobre o que precisa ser curado. Trabalhar intencionalmente com sonhos, pedindo por orientação antes de dormir, amplia essa conexão.

A arte e a criatividade também são poderosos meios de cura. Escrever cartas para ancestrais, criar colagens que representem sua linhagem ou pintar imagens que expressem suas emoções são formas de processar e liberar padrões transgeracionais. Essas expressões permitem que a energia presa se transforme em algo novo, criando uma ponte entre o passado e o presente.

Reconectar-se com as raízes culturais e espirituais de sua linhagem é outra forma de honrar e curar o passado. Muitas tradições possuem rituais e práticas que ajudam a restaurar o equilíbrio na linha ancestral. Participar desses rituais ou criar suas próprias práticas inspiradas neles é uma maneira de trazer cura e honra às gerações que vieram antes.

Histórias de transformação mostram como a cura transgeracional pode mudar vidas. Uma mulher que enfrentava dificuldades financeiras descobriu, ao explorar sua história familiar, que gerações de sua linhagem haviam sofrido perdas materiais significativas. Ao trabalhar com esses padrões, ela conseguiu liberar crenças limitantes e atrair mais prosperidade. Um homem que vivia em constante estado de ansiedade percebeu que estava carregando o trauma de guerra de seu avô. Ao honrar e liberar essa energia, encontrou paz e equilíbrio.

A cura transgeracional não é apenas sobre romper com o passado, mas também sobre criar um futuro mais consciente e harmonioso. Ao interromper ciclos e transformar padrões, não apenas nos libertamos, mas também abrimos um caminho mais leve para as gerações futuras. É um ato de amor e responsabilidade que reverbera para além do presente.

Em última análise, a cura transgeracional é uma jornada de integração. Ela nos convida a reconhecer que somos parte de algo maior, conectados a uma teia de vidas e histórias. Ao honrar, perdoar e transformar, não apenas curamos nossas feridas, mas também fortalecemos nossas raízes, permitindo que floresçamos com mais autenticidade, liberdade e propósito.

Capítulo 42
Impactos da Vibração Coletiva

A energia coletiva é um campo vibracional compartilhado, resultado das intenções, emoções e ações de indivíduos que interagem dentro de uma comunidade, cultura ou planeta. No caminho holístico, compreender e trabalhar com essa força nos permite contribuir positivamente para o equilíbrio global, ao mesmo tempo em que aprendemos a navegar pelas influências energéticas que nos cercam. É uma dança sutil entre o individual e o universal, onde cada gesto, pensamento e escolha se torna parte de uma teia maior.

A energia coletiva é onipresente. Ela está presente em celebrações comunitárias, em momentos de solidariedade global e até mesmo nas tensões que permeiam eventos desafiadores. Quando nos conectamos com essa energia, sentimos que fazemos parte de algo maior, uma consciência compartilhada que ultrapassa fronteiras e unifica. Reconhecer essa interconexão é o primeiro passo para entender nosso papel ativo na vibração coletiva e para assumir a responsabilidade por nossa contribuição energética.

O impacto da energia coletiva pode ser sentido em diferentes escalas. Em uma pequena reunião, por exemplo, as emoções predominantes dos participantes moldam a atmosfera. Em um evento de massa, como festivais ou manifestações, a energia compartilhada se intensifica, criando um campo que pode ser inspirador ou desafiador, dependendo das intenções envolvidas. Até mesmo globalmente, situações como desastres naturais, crises econômicas ou avanços científicos geram ondas de energia que reverberam por toda a humanidade.

Para o ser holístico, a primeira tarefa é tornar-se consciente de como a energia coletiva nos afeta. Ambientes carregados de tensão, como locais de trabalho estressantes ou cidades superlotadas, podem impactar nosso equilíbrio interno. Por outro lado, momentos de conexão harmoniosa, como meditações coletivas ou interações autênticas, elevam nossa vibração. Observar essas influências nos ajuda a discernir quando precisamos nos proteger ou nos alinhar com campos energéticos que nos nutrem.

A proteção energética é essencial para lidar com a energia coletiva. Visualizações de luz protetora, práticas de aterramento e o uso de cristais, como turmalina negra ou hematita, criam barreiras que evitam a absorção de vibrações densas. Estabelecer um espaço sagrado em casa, com elementos que elevam a vibração – como plantas, incensos ou objetos simbólicos – oferece um refúgio de equilíbrio em meio às flutuações externas.

A contribuição para a energia coletiva começa com a intenção individual. Cada pensamento, emoção e ação que emitimos cria ondas no campo vibracional ao nosso redor. Praticar a gratidão, a compaixão e a gentileza eleva não apenas nossa energia, mas também a de quem nos cerca. Pequenos gestos, como oferecer um sorriso ou uma palavra de encorajamento, têm um impacto que se expande além do visível, influenciando positivamente a dinâmica coletiva.

A meditação coletiva é uma das formas mais poderosas de elevar a energia coletiva. Estudos têm mostrado que grupos que meditam juntos emitem frequências que podem reduzir o estresse em comunidades inteiras. Participar de meditações globais ou simplesmente se conectar energeticamente com outros meditadores em momentos específicos cria uma ressonância que amplifica intenções de paz, cura e harmonia para o mundo.

A conexão com a energia da Terra é outra maneira de contribuir para a vibração coletiva. Práticas como plantar árvores, participar de mutirões de limpeza ou simplesmente passar tempo na natureza criam uma harmonia entre o ser humano e o planeta. Essas ações nos lembram de nossa interdependência com o ambiente e nos inspiram a viver com mais responsabilidade ecológica.

Os movimentos sociais também são expressões da energia coletiva. Eles nascem de uma convergência de intenções e paixões compartilhadas, manifestando-se como mudanças culturais ou políticas. Ao participar desses movimentos, o ser holístico busca alinhar-se com causas que ressoem com seus valores, trazendo consciência e equilíbrio para suas ações. A autenticidade em nossas escolhas – sejam elas sobre apoiar uma causa, votar ou educar outros – é fundamental para impactar positivamente o campo coletivo.

A tecnologia, com sua capacidade de conectar bilhões de pessoas instantaneamente, amplifica a energia coletiva de maneiras sem precedentes. Redes sociais, por exemplo, são campos vibracionais dinâmicos que refletem tanto o melhor quanto o pior da humanidade. Usar essas plataformas conscientemente – compartilhando mensagens construtivas, evitando conflitos desnecessários e promovendo diálogo – contribui para uma presença digital mais elevada, que reverbera no campo coletivo.

Rituais comunitários são práticas antigas que ainda hoje fortalecem a energia coletiva. Celebrações sazonais, círculos de oração ou encontros de cura grupal criam campos vibracionais intensos que sustentam a transformação individual e coletiva. Participar ou organizar esses rituais nos conecta a uma sabedoria ancestral, lembrando-nos de que a união de intenções é uma força poderosa para a cura e a evolução.

Histórias de impacto coletivo ilustram como a energia compartilhada pode transformar situações. Em uma pequena vila, a prática de meditação diária entre os moradores reduziu significativamente os níveis de ansiedade e conflito na comunidade. Em outra parte do mundo, um movimento global de doações espontâneas para uma causa humanitária mostrou como a união de intenções pode trazer alívio e esperança em tempos de crise. Esses exemplos são lembretes de que o coletivo é mais do que a soma de suas partes; é uma manifestação viva do poder da colaboração energética.

A cura coletiva também é uma dimensão essencial da energia compartilhada. Práticas como círculos de cura, onde indivíduos compartilham histórias e se apoiam mutuamente, criam um campo de amor e compaixão que beneficia todos os envolvidos. Esses espaços não apenas restauram o equilíbrio individual, mas também fortalecem o tecido energético de uma comunidade.

Em última análise, a energia coletiva é um reflexo de nossa unidade essencial. Ela nos lembra de que cada ação, por menor que pareça, tem o potencial de influenciar o todo. Ao nos alinharmos com intenções de harmonia, contribuição e elevação, tornamo-nos agentes conscientes de transformação, cocriando uma realidade mais conectada e vibrante para todos.

Capítulo 43
O Caminho da Coragem

A jornada do herói é uma metáfora poderosa para a transformação pessoal, um arquétipo que ecoa em mitos, histórias e tradições espirituais de todas as culturas. No caminho holístico, ela simboliza o processo de autodescoberta e crescimento, uma odisseia que nos desafia a enfrentar sombras, superar medos e emergir com um senso renovado de propósito e conexão. Cada ser humano é, em essência, um herói de sua própria história, navegando pelos ciclos da vida em busca de realização e plenitude.

Essa jornada geralmente começa com um chamado. Pode ser um evento marcante, uma crise pessoal ou uma inquietação interna que nos impulsiona a buscar algo além da zona de conforto. No início, o chamado frequentemente provoca resistência. O herói reluta em abandonar a familiaridade, receoso das incertezas do caminho. No entanto, a persistência desse convite – seja na forma de circunstâncias externas ou de uma voz interior – é uma força que não pode ser ignorada.

O ponto de partida dessa jornada envolve atravessar o limiar entre o conhecido e o desconhecido. Esse é um momento de coragem e vulnerabilidade, onde deixamos para trás velhas narrativas, papéis e crenças. Atravessar esse portal nos coloca em contato com desafios que testam nossa força, resiliência e autenticidade. No entanto, também é nesse momento que aliados surgem, sejam pessoas, práticas ou situações que nos apoiam e fortalecem.

Os desafios são uma parte inevitável e essencial da jornada do herói. Eles surgem em diversas formas – conflitos internos, situações externas difíceis ou escolhas morais complexas. Cada desafio é uma oportunidade de aprendizado e crescimento, um espelho que reflete aspectos de nós mesmos que precisam ser reconhecidos e transformados. Enfrentar essas provas exige mais do que força; demanda sabedoria, compaixão e a capacidade de permanecer fiel à essência.

No coração da jornada está o encontro com a sombra. Esse é o momento em que confrontamos nossos medos mais profundos, nossas dúvidas e nossas fraquezas. A sombra, frequentemente reprimida ou ignorada, contém partes de nós que precisam ser integradas para alcançarmos a totalidade. Trabalhar com a sombra é um ato de coragem, mas também de rendição, um reconhecimento de que a luz e a escuridão são aspectos inseparáveis de nossa natureza.

É nesse ponto que o herói experimenta a transformação. Através da luta e da aceitação, ocorre um renascimento interno. As limitações antigas dão lugar a novas perspectivas, e o herói começa a acessar um senso mais profundo de autenticidade e poder. Essa transformação não elimina os desafios, mas muda a maneira como nos relacionamos com eles. Em vez de sermos dominados, aprendemos a navegar com confiança e clareza.

Após a transformação, vem o retorno. O herói volta ao mundo conhecido, mas não como a mesma pessoa. Ele traz consigo os frutos de sua jornada – sabedoria, habilidades ou insights – que não apenas enriquecem sua própria vida, mas também têm o potencial de beneficiar os outros. Essa contribuição ao coletivo é um aspecto essencial da jornada do herói, um lembrete de que nossa transformação individual está sempre conectada ao bem maior.

O retorno também apresenta seus próprios desafios. Adaptar-se à vida cotidiana após uma experiência transformadora pode ser desconcertante. O herói pode sentir-se deslocado, incompreendido ou até mesmo tentado a retornar a antigos padrões. No entanto, é nesse momento que a integração se torna crucial. Incorporar as lições aprendidas na rotina diária é o que solidifica a transformação e a torna duradoura.

A jornada do herói não é linear, mas cíclica. Cada conclusão é um novo começo, cada transformação, um convite para aprofundar ainda mais a experiência de vida. Ao longo de nossa existência, embarcamos em inúmeras jornadas, cada uma com seus próprios desafios e recompensas. Essa repetição não é um sinal de fracasso, mas de evolução contínua, um reflexo da complexidade e riqueza da experiência humana.

O arquétipo da jornada do herói também nos ensina que não estamos sozinhos. Os aliados que encontramos ao longo do caminho – amigos, mentores, parceiros espirituais – são parte essencial dessa trajetória. Eles nos lembram da força que reside na conexão e na colaboração, mostrando que mesmo nos momentos mais difíceis, há apoio e luz disponíveis.

No contexto holístico, a jornada do herói é um convite para viver com mais presença, coragem e propósito. Ela nos desafia a abraçar tanto as alturas quanto as profundezas de nossa experiência, a reconhecer que cada obstáculo é uma oportunidade de crescimento e que cada conquista é um degrau para uma compreensão mais ampla de nós mesmos e do universo.

Histórias de transformação pessoal são um reflexo vivo desse arquétipo. Uma jovem que superou um relacionamento tóxico para redescobrir seu valor e independência. Um homem que, após perder tudo financeiramente, encontrou propósito e significado em ajudar os outros. Cada uma dessas narrativas nos lembra que a jornada do herói é universal, um padrão que todos seguimos, mesmo que em caminhos únicos.

A jornada do herói também nos conecta a algo maior. Ao vivermos nossas histórias com autenticidade, contribuímos para a narrativa coletiva da humanidade. Cada ato de coragem, cada escolha de amor sobre o medo, adiciona uma nota ao coro universal, inspirando outros a embarcar em suas próprias jornadas.

Em última análise, a jornada do herói é um reflexo de nossa natureza essencial. Ela nos lembra de que somos mais do que nossos medos, mais do que nossas limitações. Somos exploradores da existência, desbravadores do desconhecido, sempre buscando crescer, aprender e contribuir. E em cada passo dessa jornada, encontramos não apenas desafios, mas também a oportunidade de nos tornarmos a melhor versão de nós mesmos.

Capítulo 44
Dimensões do Ser

A expansão da consciência é um dos aspectos mais profundos e transformadores do caminho holístico. Ela não é apenas um conceito abstrato, mas uma experiência vivida que nos permite transcender as limitações do ego, perceber a interconexão de todas as coisas e acessar níveis mais elevados de entendimento e ser. Esse processo nos convida a explorar dimensões mais amplas da realidade, tanto internas quanto externas, e a descobrir a verdadeira essência de quem somos.

A expansão da consciência começa com o reconhecimento de que a realidade que percebemos é apenas uma fração do todo. Nossa mente, condicionada por crenças, experiências e padrões sociais, muitas vezes cria barreiras que limitam nossa percepção. Expandir a consciência é um processo de questionar essas barreiras, dissolver ilusões e abrir-se para novas possibilidades. Essa jornada não é um destino, mas um caminho contínuo de aprendizado e transformação.

Uma das práticas mais eficazes para promover a expansão da consciência é a meditação. Ao silenciar a mente e observar os pensamentos sem julgamento, começamos a acessar um estado de presença que transcende o fluxo constante de preocupações e distrações. Meditações profundas, como aquelas que utilizam mantras ou focam na respiração, podem levar a experiências de unidade e clareza, onde nos percebemos como parte integrante do universo.

A conexão com a natureza também desempenha um papel central nesse processo. Momentos de contemplação em ambientes naturais – como montanhas, florestas ou oceanos – nos ajudam a transcender as preocupações cotidianas e a sentir a vastidão da existência. A simplicidade e a harmonia da natureza nos ensinam a viver com mais autenticidade e a reconhecer a interdependência de todos os seres vivos.

Práticas espirituais ancestrais, como yoga, tai chi e qigong, são caminhos que há séculos promovem a expansão da consciência. Essas práticas integram corpo, mente e espírito, criando um estado de equilíbrio que facilita o acesso a níveis mais elevados de percepção. Movimentos conscientes, combinados com respiração e intenção, alinham nossa energia com a do universo, abrindo portas para dimensões mais sutis da realidade.

Os sonhos lúcidos e as experiências oníricas também são oportunidades de explorar a expansão da consciência. Durante o sono, a mente consciente relaxa, permitindo que o inconsciente se expresse com maior liberdade. Ao desenvolver a habilidade de estar consciente nos sonhos, podemos explorar aspectos profundos de nossa psique, acessar insights e até mesmo curar feridas emocionais. Práticas como manter um diário de sonhos e definir intenções antes de dormir ajudam a fortalecer essa conexão.

A ciência moderna tem investigado os estados expandidos de consciência, revelando que o cérebro é capaz de acessar níveis surpreendentes de percepção e criatividade. Estudos com meditação, respiração holotrópica e substâncias enteógenas em contextos terapêuticos mostram que esses estados podem trazer insights profundos, aliviar traumas e promover a conexão com algo maior. Esses achados validam o que tradições espirituais têm ensinado por milênios.

Os encontros com sincronicidades e sinais são outra forma de vivenciar a expansão da consciência. Esses momentos, onde eventos aparentemente desconexos se alinham de maneira significativa, nos lembram de que estamos inseridos em uma realidade maior e interligada. A percepção de sincronicidades é um indicativo de que estamos alinhados com o fluxo universal, um convite para aprofundar nossa consciência e confiar na sabedoria da vida.

A expansão da consciência também exige coragem para explorar as sombras. Aspectos reprimidos de nossa psique frequentemente atuam como barreiras, mantendo-nos presos a padrões limitantes. Trabalhar com essas sombras, por meio de terapia, escrita reflexiva ou meditação, nos ajuda a liberar energia presa e a integrar partes de nós mesmos que foram negadas. Esse processo de integração é fundamental para acessar níveis mais elevados de consciência.

A busca por estados expandidos de consciência também deve ser equilibrada com a presença no aqui e agora. O objetivo não é escapar da realidade cotidiana, mas trazer os insights e a sabedoria desses estados para a vida prática. Isso envolve agir com mais compaixão, tomar decisões mais conscientes e contribuir para o bem-estar coletivo. A verdadeira expansão da consciência é medida não apenas pelo que experimentamos, mas pelo impacto positivo que criamos no mundo.

Histórias de transformação ilustram o poder da expansão da consciência. Um homem que enfrentava uma crise existencial encontrou clareza e propósito ao participar de uma meditação profunda, onde experimentou um senso de unidade com o universo. Uma mulher, após explorar práticas de respiração consciente, superou medos antigos e descobriu uma confiança renovada em sua jornada. Esses relatos mostram que a expansão da consciência é acessível a todos que estão dispostos a se abrir para o desconhecido.

No campo coletivo, a expansão da consciência tem o potencial de transformar a humanidade. Quando indivíduos acessam estados mais elevados de percepção, eles trazem novas ideias, soluções e formas de viver que beneficiam o todo. Movimentos globais de paz, sustentabilidade e justiça social frequentemente nascem de visões obtidas por meio de consciências expandidas, mostrando que essa jornada é tanto individual quanto coletiva.

A gratidão é uma prática que amplifica a expansão da consciência. Ao reconhecer e agradecer pelas bênçãos, aprendizados e conexões em nossa vida, elevamos nossa vibração e nos alinhamos com as frequências mais elevadas do universo. A gratidão nos lembra de que, mesmo em momentos desafiadores, há sempre algo a ser celebrado, um aspecto fundamental para manter a abertura e a confiança na jornada.

Em última análise, a expansão da consciência nos convida a viver com mais presença, profundidade e conexão. Ela nos desafia a questionar o que acreditamos saber, a explorar o desconhecido com coragem e a abraçar tanto o mistério quanto a beleza da existência. É um caminho que nunca termina, uma dança contínua entre o ser e o infinito, que nos conduz a uma vida de maior significado, propósito e amor.

Capítulo 45
A Tirania do Tempo

O tempo, uma das dimensões mais intrigantes da experiência humana, é tanto um mestre quanto um mistério. No caminho holístico, compreender a relação entre o tempo e o agora é essencial para viver com mais presença, equilíbrio e propósito. Este capítulo explora como a percepção do tempo molda nossa realidade, a importância de habitar o momento presente e as práticas que nos ajudam a transcender a ansiedade do passado e do futuro, ancorando-nos no poder transformador do agora.

O conceito de tempo é uma criação humana, uma tentativa de organizar a experiência em uma linha contínua de passado, presente e futuro. No entanto, essa estrutura linear é apenas uma forma de interpretar o fluxo da existência. Muitas tradições espirituais e científicas sugerem que o tempo é mais fluido e multidimensional do que percebemos. Enquanto a mente analítica se apega ao tempo cronológico, a consciência mais profunda reconhece o agora como o único momento realmente existente.

Habitar o agora é uma das chaves para o equilíbrio e a paz interior. No entanto, a mente frequentemente nos arrasta para preocupações com o futuro ou arrependimentos sobre o passado. Essa distração constante nos desconecta da riqueza do presente, onde a vida realmente acontece. Estar no momento presente exige prática, pois envolve reprogramar padrões mentais que nos mantêm presos a outras dimensões do tempo.

A prática da atenção plena, ou mindfulness, é uma das ferramentas mais poderosas para nos ancorar no agora. Ela nos convida a observar o que está acontecendo no momento presente com curiosidade e aceitação, sem julgamento. Isso pode ser feito em atividades simples, como saborear uma refeição, caminhar ou ouvir música. Cada vez que trazemos nossa atenção de volta ao aqui e agora, fortalecemos nossa capacidade de viver com mais presença e autenticidade.

O corpo é um aliado natural para a prática do agora. Enquanto a mente viaja entre passado e futuro, o corpo sempre existe no presente. Focar na respiração, nas sensações corporais ou nos ritmos naturais do coração nos ajuda a retornar ao momento presente com facilidade. Essas práticas não apenas nos acalmam, mas também aumentam nossa consciência corporal, criando um estado de integração entre mente e corpo.

A percepção do tempo também é profundamente influenciada por nossas emoções e estados mentais. Momentos de alegria e conexão parecem passar rapidamente, enquanto períodos de dor ou ansiedade se arrastam. Essa relação subjetiva com o tempo nos lembra que ele não é um conceito absoluto, mas moldado por nossa experiência interna. Cultivar estados de gratidão, compaixão e presença pode transformar a maneira como vivemos o tempo, tornando-o mais significativo e harmonioso.

O agora é também o portal para acessar dimensões mais profundas da consciência. Em estados de meditação ou contemplação, a percepção do tempo frequentemente se dissolve, revelando uma sensação de eternidade e unidade. Esses momentos nos conectam a uma dimensão onde o tempo não é mais uma linha, mas um espaço amplo e ilimitado. Essa experiência não apenas nos enriquece espiritualmente, mas também nos lembra de que a essência da vida está além das limitações temporais.

No entanto, o passado e o futuro também têm um papel importante em nossa jornada. O passado carrega lições e memórias que moldam quem somos, enquanto o futuro é um campo de possibilidades que nos inspira a crescer e criar. O desafio é não ficar preso em nenhuma dessas dimensões. Honrar o passado sem se apegar a ele e planejar o futuro sem perder de vista o presente é um equilíbrio que o ser holístico busca cultivar.

A ansiedade relacionada ao tempo – seja pela pressão de alcançar metas ou pelo medo de perder oportunidades – é uma característica marcante da vida moderna. Práticas de respiração consciente, visualizações e afirmações podem ajudar a aliviar essa pressão, lembrando-nos de que estamos exatamente onde precisamos estar. Confiar no fluxo natural da vida e reconhecer que tudo acontece no tempo certo é um exercício de fé e rendição.

Histórias pessoais ilustram o impacto transformador de habitar o agora. Uma mulher que lutava com ansiedade encontrou alívio ao adotar a prática diária de meditação, aprendendo a ancorar-se no momento presente. Um homem que vivia constantemente no futuro, perseguindo metas inalcançáveis, redescobriu a alegria simples de estar com sua família ao praticar mindfulness durante as refeições. Esses relatos mostram que a vida se torna mais rica e gratificante quando aprendemos a estar plenamente presentes.

O tempo também é um aliado na jornada holística. Ele nos dá estrutura para crescer, aprender e experimentar. No entanto, ao entendermos que o agora é o núcleo de toda experiência, começamos a usar o tempo de maneira mais consciente. Ele deixa de ser um inimigo que nos escapa e se torna um recurso para criar uma vida alinhada com nossa essência.

A gratidão é uma prática que nos conecta ao agora. Reconhecer e agradecer pelas bênçãos presentes – o ar que respiramos, as pessoas que amamos, as oportunidades que temos – nos ancora no momento presente e amplia nossa percepção de abundância. A gratidão transforma o agora em um espaço de celebração, em vez de um ponto de transição para um futuro incerto.

Em última análise, o tempo e o agora são parceiros na jornada holística. Enquanto o tempo nos oferece um contexto para nossa evolução, o agora nos dá o espaço para viver plenamente. Aprender a equilibrar essas dimensões nos permite criar uma vida mais rica, consciente e conectada. O presente, como dizem muitas tradições, é um presente – e ao abraçá-lo, acessamos a essência da vida em sua plenitude.

Capítulo 46
Inspirando Transformações

A liderança holística vai além do conceito tradicional de comandar ou gerenciar. Ela se fundamenta na capacidade de inspirar, conectar e transformar, integrando valores humanos, visão sistêmica e consciência coletiva. Este capítulo explora como líderes holísticos emergem como agentes de mudança, promovendo equilíbrio, colaboração e propósito em suas comunidades, organizações e no mundo.

Ser um líder holístico começa com a autoconsciência. Antes de guiar outros, é essencial que o líder compreenda suas próprias motivações, crenças e valores. Essa jornada de autoconhecimento inclui explorar suas forças e fraquezas, acolher vulnerabilidades e alinhar suas ações com um propósito maior. Um líder holístico não busca controlar, mas servir, reconhecendo que seu papel é facilitar o crescimento e a harmonia no coletivo.

A empatia é um pilar fundamental da liderança holística. O líder holístico é capaz de ouvir com atenção e sensibilidade, compreendendo as necessidades e perspectivas daqueles que lidera. Essa escuta ativa não apenas fortalece as conexões interpessoais, mas também cria um ambiente onde as pessoas se sentem valorizadas e motivadas a contribuir com o melhor de si. A empatia transforma desafios em oportunidades para aprendizado mútuo.

Outro aspecto central da liderança holística é a visão sistêmica. O líder reconhece que todas as partes de um sistema – seja uma equipe, uma organização ou a sociedade – estão interligadas e se influenciam mutuamente. Essa perspectiva permite que decisões sejam tomadas de maneira consciente, considerando não apenas os resultados imediatos, mas também os impactos de longo prazo. O líder holístico busca soluções que beneficiem o todo, promovendo equilíbrio e sustentabilidade.

A autenticidade é uma marca registrada da liderança holística. Em vez de adotar máscaras ou papéis impostos, o líder expressa sua verdade de maneira genuína e transparente. Essa autenticidade inspira confiança e cria um espaço onde outros também se sentem encorajados a ser autênticos. O líder holístico compreende que liderar pelo exemplo é mais poderoso do que quaisquer palavras ou instruções.

O equilíbrio entre firmeza e flexibilidade é outra característica de um líder holístico. Enquanto é importante ter clareza de propósito e direção, é igualmente essencial estar aberto a novas ideias, feedbacks e mudanças de curso. Essa capacidade de se adaptar sem perder o foco cria um ambiente dinâmico e resiliente, onde a inovação e a criatividade podem florescer.

A liderança holística também valoriza a colaboração sobre a competição. Em vez de centralizar o poder, o líder facilita a participação e o envolvimento de todos os membros do grupo. Essa abordagem descentralizada reconhece que cada pessoa tem algo único a oferecer e que a verdadeira força está na diversidade e na união. A colaboração cria um senso de pertencimento e propósito compartilhado, onde todos se sentem parte de algo maior.

Práticas espirituais e reflexivas são ferramentas que fortalecem a liderança holística. A meditação, por exemplo, ajuda o líder a cultivar calma e clareza mesmo em meio a situações desafiadoras. A escrita reflexiva permite processar emoções e tomar decisões com mais sabedoria. Essas práticas conectam o líder com sua essência, ampliando sua capacidade de liderar com integridade e compaixão.

O cuidado com o bem-estar próprio e do grupo também é uma prioridade para o líder holístico. Ele reconhece que a produtividade e o sucesso sustentável só são possíveis quando as pessoas estão física, emocional e espiritualmente equilibradas. Isso inclui criar espaços de trabalho saudáveis, promover pausas regulares e incentivar práticas de autocuidado. O líder holístico entende que o bem-estar coletivo é a base para alcançar qualquer objetivo.

A liderança holística também se estende para além do ambiente imediato, conectando-se com causas globais e sociais. O líder compreende que sua influência pode ser usada para promover mudanças positivas no mundo, seja por meio de iniciativas de sustentabilidade, justiça social ou educação. Ele age como um catalisador, inspirando outros a se envolverem em ações que beneficiem a humanidade e o planeta.

Histórias de liderança holística revelam como essa abordagem transforma não apenas organizações, mas também vidas. Um gestor que adotou práticas de mindfulness com sua equipe viu uma redução significativa no estresse e um aumento na colaboração e na criatividade. Uma empreendedora que priorizou valores como sustentabilidade e justiça em seu negócio criou um impacto positivo em sua comunidade, enquanto alcançava sucesso financeiro. Esses exemplos mostram que liderar com consciência é não apenas possível, mas também profundamente recompensador.

O impacto da liderança holística vai além do tangível. Ela cria um campo vibracional elevado, onde as pessoas se sentem energizadas, inspiradas e alinhadas com algo maior. Essa energia contagiante se espalha, tocando todos ao redor e criando um efeito cascata de transformação. Quando líderes escolhem atuar de forma holística, eles não apenas resolvem problemas imediatos, mas também plantam sementes para um futuro mais harmônico e conectado.

Em última análise, a liderança holística é um chamado para viver e liderar com propósito. É um convite para integrar o coração e a mente, a visão e a ação, o individual e o coletivo. Ela nos lembra de que todos, em algum momento, somos líderes – seja em nossas famílias, comunidades ou locais de trabalho. Ao abraçar os princípios da liderança holística, criamos não apenas resultados, mas também relacionamentos, significados e um impacto duradouro no mundo.

Capítulo 47
A Arte da Autotransformação

A alquimia pessoal é a arte de transformar desafios, medos e limitações em crescimento, força e autodescoberta. Inspirada pela antiga prática da alquimia – que buscava transformar metais comuns em ouro – essa jornada interna convida o ser holístico a transcender as camadas superficiais da existência para acessar sua essência mais elevada. No cerne dessa transformação está o entendimento de que todo obstáculo contém um potencial oculto e que a verdadeira mudança começa de dentro para fora.

A alquimia pessoal inicia-se com o reconhecimento das partes de nós mesmos que desejamos transformar. Muitas vezes, essas partes se manifestam como padrões repetitivos, crenças limitantes ou emoções desafiadoras que parecem nos aprisionar. A primeira etapa desse processo é a aceitação. Em vez de rejeitar ou resistir a esses aspectos, a alquimia nos convida a acolhê-los como professores, reconhecendo que eles carregam mensagens sobre nosso crescimento e evolução.

Uma ferramenta essencial na alquimia pessoal é a introspecção. Reservar momentos para explorar nossas motivações, reações e desejos nos ajuda a identificar o que precisa ser trabalhado. Práticas como a meditação, a escrita reflexiva e a contemplação silenciosa são formas eficazes de acessar as camadas mais profundas de nossa psique. Esse processo pode revelar tanto feridas antigas quanto talentos ocultos, ambos componentes importantes para a transformação.

A alquimia pessoal também envolve o trabalho com as emoções. Emoções como medo, raiva e tristeza, quando ignoradas ou reprimidas, podem se tornar bloqueios em nossa jornada. No entanto, ao nos permitirmos sentir e processar essas emoções, elas começam a se dissolver, liberando energia para nossa expansão. Técnicas como respiração consciente, dança intuitiva ou expressão artística oferecem canais seguros para essa liberação.

O elemento de fogo é uma metáfora central na alquimia pessoal. Ele representa o processo de purificação, onde velhos padrões e crenças são queimados para dar lugar ao novo. Esse fogo pode ser alimentado pela força de nossa intenção e pela coragem de enfrentar o desconhecido. Visualizações meditativas que envolvem o fogo, como imaginar uma chama interna que queima tudo o que não nos serve mais, ajudam a fortalecer essa prática.

Outro aspecto importante da alquimia pessoal é a transmutação. Isso significa transformar a energia de experiências desafiadoras em algo positivo e construtivo. Por exemplo, uma decepção pode se tornar uma oportunidade de aprendizado e uma perda pode abrir espaço para novas possibilidades. Essa capacidade de reinterpretar e redirecionar a energia é uma habilidade que se desenvolve com prática e intenção.

A alquimia pessoal também exige paciência. Assim como o processo alquímico tradicional era lento e meticuloso, a transformação interna não ocorre de forma instantânea. Ela é um ciclo contínuo de trabalho, descanso e integração. Respeitar esse ritmo natural nos ajuda a evitar a frustração e a cultivar uma abordagem mais compassiva com nós mesmos.

A conexão com a natureza é uma aliada poderosa na alquimia pessoal. Assim como a terra transforma sementes em árvores e tempestades em campos férteis, a natureza nos ensina que a transformação é um processo orgânico e inevitável. Passar tempo ao ar livre, observar os ciclos das estações e trabalhar com elementos naturais – como cristais, ervas ou água – pode apoiar nossa jornada alquímica.

O uso de símbolos e arquétipos também é comum na alquimia pessoal. O símbolo do ouro, por exemplo, representa a realização de nosso potencial mais elevado. Outros arquétipos, como o curador, o guerreiro ou o visionário, podem nos ajudar a acessar aspectos específicos de nossa jornada. Trabalhar com esses símbolos em meditações ou em atividades criativas nos conecta com a sabedoria coletiva e nos inspira a continuar.

Os aliados na jornada de alquimia pessoal são muitas vezes guias essenciais. Eles podem ser amigos, mentores, terapeutas ou até mesmo autores e professores cujas palavras ressoam profundamente. Esses aliados não fazem o trabalho por nós, mas nos apoiam com sua sabedoria, presença e encorajamento. Cultivar essas conexões nos lembra de que não estamos sozinhos em nossa busca.

A integração é a etapa final do processo alquímico. Após a transformação, é importante trazer as lições e insights para a vida cotidiana. Isso pode significar mudanças práticas, como adotar novos hábitos, redefinir metas ou se expressar de forma mais autêntica. A integração solidifica a transformação, permitindo que ela floresça como uma parte natural de quem somos.

Histórias de alquimia pessoal são testemunhos da resiliência e do poder humano. Um homem que superou anos de autocrítica ao aprender a abraçar sua vulnerabilidade transformou sua insegurança em força interior. Uma mulher que enfrentou perdas consecutivas encontrou propósito e renovação ao se dedicar a projetos que ajudavam outras pessoas a curar suas próprias feridas. Essas narrativas mostram que a alquimia pessoal é acessível a todos que estão dispostos a embarcar nessa jornada.

Em última análise, a alquimia pessoal nos ensina que somos os artífices de nossa própria transformação. Ela nos convida a olhar para dentro com coragem, a trabalhar com o que encontramos e a confiar que, assim como o alquimista transforma chumbo em ouro, podemos transformar nossas vidas em algo pleno de significado, propósito e beleza. Cada passo nesse caminho é um ato de criação, um lembrete de que a verdadeira magia reside dentro de nós.

Capítulo 48
Reconectando o Todo

A união e a integração são o ápice do caminho holístico, onde todas as peças da jornada se conectam em um todo harmonioso. Elas representam não apenas a convergência de nossas práticas, aprendizados e experiências, mas também a reconexão com nossa essência, com os outros e com o universo. Esse processo não é apenas um objetivo final, mas uma maneira contínua de viver, onde cada aspecto da existência encontra equilíbrio e significado.

A integração começa com a percepção de que não somos fragmentos isolados. Corpo, mente, emoções e espírito não são partes separadas, mas expressões de uma mesma energia, fluindo e interagindo constantemente. No entanto, o ritmo acelerado da vida moderna muitas vezes nos desconecta dessa unidade, criando sensações de dispersão e desalinhamento. A união e a integração nos convidam a restaurar esse equilíbrio, reconhecendo e nutrindo cada parte de nosso ser.

Uma abordagem essencial para a integração é criar espaço para refletir sobre a jornada. Revisitar os aprendizados, os desafios superados e as transformações experimentadas nos ajuda a reconhecer como cada elemento contribuiu para nossa evolução. A prática da escrita reflexiva ou de meditações orientadas pode facilitar esse processo, permitindo que insights e padrões emerjam com clareza.

O corpo é um portal poderoso para a integração. Práticas como yoga, tai chi e dança intuitiva ajudam a alinhar a energia física com a mental e a espiritual. Movimentos conscientes e ritmados criam um estado de fluxo, onde todas as partes de nós mesmos se conectam em harmonia. Além disso, técnicas de grounding, como caminhar descalço na natureza, nos ajudam a ancorar essa integração em nossa vida diária.

A integração também envolve reconhecer e acolher as partes de nós que foram reprimidas ou negadas. Esse trabalho com as sombras é essencial para alcançar a unidade interior. Aceitar nossas vulnerabilidades, medos e imperfeições não é um sinal de fraqueza, mas um ato de amor próprio. É ao abraçar essas partes que nos tornamos completos, transformando o que antes era fonte de conflito em potência e sabedoria.

A união com os outros é outro aspecto fundamental desse processo. A vida holística nos ensina que estamos todos interconectados, parte de uma teia maior que transcende o individual. Cultivar relacionamentos autênticos, baseados em empatia, respeito e colaboração, é uma forma de integrar nossa jornada pessoal com a do coletivo. Círculos de partilha, práticas de escuta ativa e momentos de celebração comunitária são maneiras de fortalecer essas conexões.

No entanto, a integração com o coletivo também requer discernimento. Em um mundo onde energias densas e desequilíbrios são frequentes, é importante proteger nossa própria integridade. Isso não significa isolar-se, mas aprender a estabelecer limites saudáveis e a cultivar uma presença que inspire harmonia, mesmo em meio ao caos. A prática de visualizar luz ao redor de nosso corpo, por exemplo, nos ajuda a permanecer centrados enquanto interagimos com o mundo.

A natureza é um espelho perfeito da união e da integração. Em uma floresta, cada árvore, folha e ser vivo desempenha seu papel, contribuindo para o equilíbrio do todo. Da mesma forma, ao nos conectarmos com a natureza, somos lembrados de nossa interdependência com o ambiente. Práticas como jardinagem, banhos de floresta ou simplesmente observar o pôr do sol nos alinham com os ritmos naturais, promovendo uma integração mais profunda.

A espiritualidade é a dimensão onde a integração atinge seu nível mais elevado. Sentir-se parte de algo maior – seja por meio da meditação, oração ou contemplação – nos conecta com a essência universal. Essa união não elimina nossa individualidade, mas a coloca em perspectiva, mostrando como nossas escolhas e ações impactam o todo. A prática de agradecer diariamente pela interconexão que experimentamos nos lembra de nosso papel na grande dança cósmica.

Histórias de integração ilustram como a união pode transformar vidas. Uma mulher que, após anos de desconexão com seu corpo, encontrou equilíbrio ao adotar práticas de movimento consciente e mindfulness. Um homem que reconciliou conflitos internos ao aceitar sua história e transformar suas vulnerabilidades em força. Esses relatos mostram que a integração é um processo contínuo, que nos permite viver de maneira mais plena e autêntica.

A união e a integração também nos desafiam a trazer nossos aprendizados para a prática diária. Não basta compreender a unidade; é necessário vivê-la em nossas escolhas, ações e relacionamentos. Isso pode significar ajustar prioridades, redefinir metas ou simplesmente abordar cada dia com mais presença e intenção. Pequenos atos de integração criam grandes ondas de impacto, tanto em nossas vidas quanto no mundo ao nosso redor.

No contexto holístico, a união e a integração são uma lembrança de que a jornada nunca é solitária. Somos acompanhados por uma rede de apoio – visível e invisível – que nos sustenta em cada passo. Reconhecer essa rede nos dá força para continuar, sabendo que nossa transformação individual contribui para a evolução coletiva.

Em última análise, a união e a integração são o coração do caminho holístico. Elas nos convidam a viver com mais equilíbrio, propósito e amor, reconhecendo que cada aspecto da vida – dos desafios aos triunfos – faz parte de um todo maior. Ao integrar todas as partes de nós mesmos e de nossa experiência, nos tornamos agentes conscientes de transformação, irradiando harmonia em tudo o que tocamos.

Capítulo 49
Visões de um Mundo Sustentável

O futuro holístico é uma visão de um mundo onde a interconexão entre todos os seres, o equilíbrio com a natureza e a busca por uma vida plena se tornam princípios orientadores. Mais do que uma utopia, ele é uma possibilidade que surge da prática contínua de valores holísticos no presente. Este capítulo é um convite para imaginar e cocriar um futuro mais consciente, sustentável e harmonioso, onde cada escolha contribui para o bem-estar coletivo e individual.

A base do futuro holístico está na integração de ciência, espiritualidade e cultura. À medida que o entendimento humano avança, percebemos que a ciência moderna muitas vezes valida o que as tradições ancestrais já ensinavam: tudo está conectado. Descobertas em áreas como física quântica, neurociência e biologia nos mostram que os sistemas naturais operam de forma interdependente e que o ser humano é parte integrante desse grande organismo vivo que é o planeta.

Esse futuro não é apenas um ideal filosófico, mas uma necessidade prática. As crises ambientais, sociais e econômicas que enfrentamos hoje são reflexos de uma desconexão profunda com os princípios holísticos. A exploração desmedida dos recursos naturais, a desigualdade social e o aumento de doenças emocionais e físicas são chamados para repensarmos a forma como vivemos. No futuro holístico, essas crises se tornam oportunidades de transformação, convidando-nos a criar sistemas mais justos e regenerativos.

Um dos pilares desse futuro é a educação holística. A próxima geração será formada por indivíduos que aprendem não apenas habilidades práticas, mas também valores como empatia, colaboração e respeito pela diversidade. Currículos que integram aprendizado emocional, conexão com a natureza e práticas espirituais ajudam a cultivar líderes conscientes e cidadãos responsáveis. Escolas holísticas já estão emergindo em várias partes do mundo, mostrando que essa abordagem é não apenas possível, mas também eficaz.

Outro elemento essencial do futuro holístico é a sustentabilidade. Nesse cenário, a relação com a natureza não é mais baseada na exploração, mas na parceria. Práticas como agricultura regenerativa, energia renovável e design circular são amplamente adotadas, permitindo que o ser humano viva em harmonia com o planeta. As cidades se transformam em ecossistemas vibrantes, com espaços verdes, transporte sustentável e comunidades que valorizam o compartilhamento e a cooperação.

A tecnologia desempenha um papel crucial nesse futuro. Em vez de ser um elemento de desconexão, ela se torna uma aliada para o crescimento holístico. Aplicativos que promovem mindfulness, plataformas que conectam pessoas a práticas de bem-estar e avanços em inteligência artificial que respeitam valores éticos contribuem para uma integração equilibrada entre o digital e o humano. A tecnologia não substitui a experiência humana, mas a potencializa, tornando-a mais rica e significativa.

O futuro holístico também valoriza a diversidade em todas as suas formas. A riqueza das culturas, tradições e perspectivas é celebrada como uma fonte de aprendizado e crescimento. Em vez de uniformidade, busca-se a união na diferença, reconhecendo que cada expressão individual contribui para o todo. Essa abordagem promove uma sociedade mais inclusiva, onde todas as vozes são ouvidas e respeitadas.

Na esfera pessoal, o futuro holístico é vivido por indivíduos que equilibram propósito e bem-estar. A saúde integral – que engloba corpo, mente e espírito – se torna a norma, com práticas como meditação, alimentação consciente e terapias energéticas integradas ao cotidiano. As pessoas aprendem a honrar seus ciclos naturais, respeitar seus limites e cultivar relações baseadas em autenticidade e apoio mútuo.

A espiritualidade, nesse futuro, transcende dogmas e divisões. Ela é vivida como uma conexão direta com o sagrado em todas as coisas, desde as menores interações do dia a dia até os momentos de profunda contemplação. Essa espiritualidade prática promove a paz interior e exterior, unindo pessoas de diferentes origens em torno de valores universais como compaixão, amor e harmonia.

O impacto coletivo do futuro holístico é palpável. Comunidades se tornam redes de apoio, onde o bem-estar de cada indivíduo é reconhecido como essencial para o bem-estar de todos. Movimentos globais, como campanhas de preservação ambiental ou iniciativas de justiça social, mostram como a união de intenções pode transformar o mundo. A energia coletiva se eleva, criando um campo vibracional que inspira e sustenta mudanças positivas.

A arte e a criatividade florescem nesse futuro, expressando a profundidade e a beleza da experiência humana. Pintura, música, dança e outras formas de expressão se tornam não apenas entretenimento, mas também caminhos para cura, conexão e celebração. A criatividade é vista como uma extensão natural da vida, um reflexo da abundância do universo.

Histórias de transformação individual e coletiva ilustram como o futuro holístico já está sendo construído. Uma comunidade que revitalizou sua terra com práticas regenerativas, criando um oásis de sustentabilidade. Uma jovem que superou traumas ao se conectar com práticas ancestrais, tornando-se uma líder inspiradora em sua região. Esses exemplos mostram que o futuro holístico não é um sonho distante, mas algo que já está acontecendo, um passo de cada vez.

Em última análise, o futuro holístico é uma escolha. Ele depende das ações que tomamos hoje, das intenções que nutrimos e dos valores que transmitimos. Ao vivermos com mais consciência, compaixão e coragem, criamos as bases para um mundo onde todos possam florescer. É um convite para cada um de nós se tornar um cocriador, unindo nossas forças para transformar não apenas nossas vidas, mas também o destino coletivo da humanidade e do planeta.

Este futuro não é apenas possível – é inevitável para aqueles que escolhem trilhar o caminho holístico. Ele nos lembra que o poder de mudar o mundo reside em cada ação consciente, em cada coração que se abre e em cada mente que desperta para a interconexão de tudo. E, assim, o futuro holístico se torna o presente, vivido com plenitude, harmonia e amor.

Epílogo

Chegamos ao fim desta jornada, mas não ao destino. O que você encontrou aqui não é um encerramento, mas um convite a continuar. As ideias que o acompanharam até aqui foram apenas sementes plantadas no solo fértil de sua consciência. Agora, é sua vez de cultivá-las.

Há um silêncio transformador que surge quando nos permitimos absorver profundamente algo que ressoa com nossa essência. Talvez você o sinta agora. É o eco de uma verdade que não precisa ser explicada, mas que você reconhece, como se sempre a tivesse carregado dentro de si.

Você percebe que o holismo não é um conceito distante, mas uma prática viva. Ele está nas escolhas que você faz, na maneira como se relaciona consigo mesmo e com o mundo ao seu redor. Ele está na quietude que você descobre ao meditar, na presença que cultiva ao escutar, e na harmonia que busca ao alinhar sua vida com seus valores mais profundos.

A partir deste ponto, você não precisa de mais respostas; precisa de presença. As verdades que este livro revelou agora pertencem a você, mas elas só ganharão vida se forem experimentadas.

Cada interação que você terá a partir de hoje – seja com outras pessoas, com a natureza ou consigo mesmo – será uma oportunidade de aplicar o que aprendeu. O holismo o chama a olhar para cada momento como uma peça de um quebra-cabeça maior, onde até os desafios se tornam degraus para a evolução.

E assim, o ciclo continua. O fim destas páginas é apenas o início de sua prática consciente, a integração do que você aprendeu com o que já sabia. Agora, cabe a você decidir o que fará com isso.

Você pode escolher seguir em frente, voltar à rotina como antes. Mas algo em você já mudou. E mesmo que tente ignorar, essa mudança continuará ecoando, suave e persistente, como um lembrete de que existe mais – mais para sentir, mais para conectar, mais para viver.

Este epílogo não é uma despedida. É uma saudação ao que está por vir. Que você continue esta jornada com coragem, curiosidade e abertura. E que, ao fazê-lo, descubra que a vida, em toda a sua complexidade, é o maior presente que você já recebeu.

www.ingramcontent.com/pod-product-compliance
Lightning Source LLC
LaVergne TN
LVHW040054080526
838202LV00045B/3629